诊宗三昧

清·张璐　原著

张成博　欧阳兵　点校

天津出版传媒集团
天津科学技术出版社

图书在版编目(CIP)数据

诊宗三昧 /(清)张璐原著;张成博,欧阳兵点校 . -- 天津:天津科学技术出版社,1999.1(2022.7 重印)

(实用中医古籍丛书)

ISBN 978-7-5308-2552-5

I. ①诊…　Ⅱ . ①张…②张…③欧…Ⅲ . ①诊法 - 中国 - 清代 Ⅳ . ① R241

中国版本图书馆 CIP 数据核字(2011)第 269701 号

诊宗三昧

ZHEN ZONG SAN MEI

责任编辑:胡艳杰

出　　版:天津出版传媒集团 / 天津科学技术出版社

地　　址:天津市西康路 35 号

邮　　编:300051

电　　话:(022)23332695

网　　址:www.tjkjcbs.com.cn

发　　行:新华书店经销

印　　刷:天津印艺通制版印刷股份有限公司

开本 787×1092　1/32　印张 4　字数 40 000

2022 年 7 月第 1 版第 6 次印刷

定价:18.00 元

内容提要

《诊宗三昧》又名《石顽老人诊宗三昧》，系明末清初著名医家张璐撰写的诊法专著。全书一卷，十二篇。1—2 篇阐明医学宗旨，3—6 篇专论脉位、脉象、经络之常与变，7 篇详载 32 种脉象，8 篇详述古今辨证论脉异同及脉证不合等，9—12 篇讨论脉之顺逆与妇婴之脉。该书文语隽永，论理透彻，是中医临床医师及诊法研究者的较好参考书。

点校说明

张璐（1617—1700 年），字路玉，自号石顽老人，长洲（今江苏吴县）人。通晓儒学，精于医药，业医六十余载。撰有《张氏医通》、《本草逢原》等。《诊宗三昧》撰成于清·康熙二十八年己巳（1689 年），该书颇为后世所重，流传较广。

一、本次点校，以清·康熙二十八年己巳金阊书业堂刻本为底本，以清·光绪三十三年丁未（1907 年）上海书局石印张氏医书七种本（简称上海书局本）为主校本，以日本文化元年甲子（1804 年）东都亦西斋刻本（简称东都亦西斋本）为参校本。

二、本次点校以对校、本校为主。凡

属底本与校本不一致，而显系底本误、脱、衍、倒者，即改正原文，并出校记。

三、书中异体字、古今字，原则上以规范简体字律齐，不出校记。个别易产生歧意者，保持原貌。

四、原书为繁体竖排，今改为简体横排。

五、原书目录与正文有出入者，以正文律齐，不出校记。

序

夫人身犹天地也，天地失和，则宇宙为殃；人身失和，则四体为病。所以主之者，在天地惟君，在人身惟心。故心为君主，君失其治，则宇宙灾困；心失其养，则四体疾疢。其弭灾困，惟相之调和燮理；治疾疢，亦惟医之调和燮理。故曰：不为良相。即为良医。然相失政则残民，医误治则残命。相之与医，岂易言哉！盖天地之九州，人身为九窍；天地之九野，人身为九藏。又石为之骨，土为之肉，江河为血液，草木为毫发，道路为脉络，风为气，雨为汗，雷为声，凡此则人身无不合于天地者。天地有灾，莫不载闻道路。人身有疾，莫不见诸脉络，故治疾犹要于测脉也。予当治邑江城，署多奇疾，遘①识张路玉

① 遘：gòu（够），相遇。

先生。其察脉辨证，辅虚祛实，应如鼓桴。因问之曰：人身脉络众多，取病何独决两腕？云：两寸为心肺之关隘，一身之所主，犹君相之都邑，天下之总会。故天下灾无不肇于都邑，一身病无不形于两腕也。人之六脉，犹廷之六部，天下刑赏与罚，莫不由此。然其昂藏磊落，风论卓绝，迥越常识，其能运天时于指掌，决生死无须臾，又非泛泛可及知。无经天纬地之才者，不可与言医也，以之为良相，又谁曰不可？后以脉学一书索序，曰《诊宗三昧》。予虽不知医，观其论天地阴阳之常变，山川草木之脉理，灵机独发，无不贯通造化，予所云为良相，信然。时因取召赴都，碌碌未遑诺就，今于职务瘁劳，嗽疾复生，思良医不可得。因述数语，邮寄以志仰云。

康熙己巳即墨通家弟郭琇撰

目　　录

石顽老人诊宗三昧

倬 飞 畴
男 登 诞 先 编次
以柔安世
门人 邹岐恒友 校订

宗　　旨

石顽老人，趺坐绳床，有弟子进问医学宗旨，老人怃然叹曰：崇古圣人立一善政，后世辄增一害民之事，只今伪君子之风，良由文字。天生民之患，咎始神丹。吾尝纵观万类，无物不有成败之机。人禀造化之灵，不能超乎万类。地水火风，常交战于一体，虽有志者，不无疾疢之厄。一有小剧，即从事于医药。往往贪生失生，深可哀悯。逮如愚下无知，罔悟前车已覆之鉴，缘是不得正命者，日以继踵。若夫未达不敢尝者，自古及今，能几人哉。

当世之名于医者，有三种大病：一种藉世医之名，绝志圣学，株守家传，恣行削伐，不顾本元，斯皆未闻大道之故；一种弃儒业医，徒务博览，不卒师傅，专事温补，极诋苦寒，斯皆不达权变之故；一种欺世盗名，藉口给之便佞，赖声气之交通，高车玄术，曲体趋时，日杀无辜以充食客之肠，竭厥心力以博妻孥之笑，斯皆地狱种子，沉沦业识之故。此三种病非药可除。吾今伏医王力，运六通智，开个教外别传，普救夭扎，底微妙法门。汝等若有疑团，向前执问，但须迅扫胸中积染，向白地上从新点出个指下工夫。若能顿然超悟，立正宗风，何虑不直接南阳先师一脉乎。

医　学

或问医药之书，汗牛充栋，当以何者为先？答曰：医林著作日繁，葛藤益甚，而识见愈卑，总皆窃取狐涎，蒐罗剩语，从无片言发自己灵者。吾故曰教外别传，不欲汝等堕诸坑堑也。近来留心斯道者，纷如泥沙。求其具夙根者，卒不可得。是不得不稍借文字，以为接引之阶梯。但此夺权造化，负荷非轻。即有真心向道，以天下生民为己任者，入门宗派不慎，未免流入异端，向后虽遇明师检点，头绪决不能清。头绪不清，审证必不能确。审证不确，下手亦无辣气，安望其有转日回天下之勳乎。有志之士，务在先明《灵枢》《素问》《伤寒论》《金匮要略》四经，为医门之正法眼藏。然皆义深辞简，质奥难明。读者不可随人作解，以障己之悟门。或遇不能透脱处，撞着银山铁壁相似，于挨拶紕不入处，忽地顶门迸裂，自然洞若观火，然后看古人注释，却不仍其纰缪，直待胸中学识坚固，随意综览诸家，无往非受其益。即如刘张李朱，世推四大家。观其立言之旨，各执一偏。河间之学，悉从岐伯病机十九条入首，故其立方，一于治热。戴人专于拨乱除邪上起见，故汗吐下法信手合辄。要知二子道行西北，地气使然之故，不可强也。东垣志在培土以发育万物，故常从事乎升阳。丹溪全以清理形气为本，故独长于湿热。二子之道，虽皆行于东南，然一当颠沛，一当安和。补泻升沉之理，不可不随时迁变也。在学识粗浅者，不能委悉其全，即当因材教诲，指与个捷径工夫，一般到家。惟脉学之言，自古至今，曾无一家可宗者。某不自揣，窃谓颇得其髓。惜不能力正习俗之讹，咸归先圣一脉，是不能无愧于心。或云：夫子之道，昭乎日月而尚有不辨明暗者，何也？曰：是某之机缘不契，亦众主之机缘不契也。

《教乘》所谓：时节因缘，非可强也。吾闻佛法无边，能度一切有情，而不能化道无缘。岂区区智力，能充牣[1]法界，使悉归心至教乎。今观游时师之门者，一皆羊质虎皮，问其所学，无非伪诀药性等书，家絃户诵，不过如斯，今古相仍，莫知其谬，盖伪诀出自高阳生。昔戴起宗尝著刊误以辟其妄，而声聩之师，犹视以为资生至宝者。以其编成俚语，易于习诵也。《药性赋》不知出自何人，乃诬妄东垣所著，尤为发指。吾愿祖龙有知，凡有二书处，请用从火，造福无涯矣。至于王氏《脉经》，全氏《太素》，多拾经语，溷厕杂毒于中，偶一展卷，不无金屑入眼之憾，他如紫虚《四诊》，丹溪《指掌》，婴宁《枢要》，濒湖《脉学》，士材《正眼》等，靡不称誉于时。要皆刻舟求剑，按图索骥之说。迨夫得心应手之妙，如风中鸟迹，水上月痕，苟非智慧辨才，乌能测识其微于一毫端上哉。只

① 牣：rèn（认），充满。

今诸方云集，向某问个脉法大义，吾当以三昧水涤除尘见，显示个头头是道，底活法悟门，不涉纤微陈迹，便可言下荐机，学者毋以余言为尚异也。要知冰即是水，别传之义，原不外乎轩岐仲景，祖祖相承之心印，但较当世所言七表八里之法，趋舍殊途，宗旨迥乎角立耳。

色　　脉

或问人身四支百骸，藏府经络诸病，皆取决于三部。究竟脉属何类，动是何气？而诊之之法，一如古圣所言否？答言：脉本营气所主，为气血之源。故能出入藏府，交通经络，行于肯綮之间，随气上下鼓动。其指下发现之端，或清或浊、或小或大、或偏小偏大。虽言禀赋不同，实由性灵所发，匪可一途而取。纵古圣曲为摩写形象，以推阴阳寒热之机，然亦不过立法大义。明眼之士，贵在圆机活泼，比类而推，何难见垣一方人。盖脉之显著虽微，而所关最钜。其受气在混沌未分之先，流行在胚胎方结之际，天地万物，靡不皆然。如璇玑玉衡，江海潮汐，此天地脉运之常也；白虹贯日，洪水滔天，此天地脉络之病也；穷冬闪电，九夏雹冰，此天地气交之乱也；天愁雨血，地震生毛，此天地非常之变也。至于夏暑冬寒，南暄北冽，乃天地阴阳之偏。人在气交之中，脉象岂能无异。时值天地之变，诊切安得不殊。试观草木无心，其皮干茎叶，皆有脉络贯通，以行津液。顽石无知，亦中怀脉理，以通山泽之气。适当亢熯阴霖，严寒酷暑，则木石皆为变色，况于人乎？姑以脉之常度言之。其始从中焦，循肺一经而之三部，由中达外，为身中第一处动脉，较诸他处不同。古人虽有浮沉滑涩等辨论之法，然究其源，有形之脉，乃水谷之精所布，禀乎地也。其鼓运之象，是无形之气所激，禀乎天也。而交通天地之气，和合阴阳生生不息之机，此则禀乎气交也。况此气血之属，原不可以方圆端倪，即如人之面目，虽五官无异，及细察之，千万人中，从未有一雷同者。《经脉别论》云：诊脉之道，观人勇怯，骨肉皮肤，能知其情，以为诊法。故上古使僦贷季，理色脉而通神明。夫色者，神气之所发；脉者，血气之所凭。是以能合色脉，万举万全。得其旨则心目昭如日月，洵非下士可得而拟议焉。《阴阳应象论》言：善诊者，察色按脉，先别阴阳。审清浊而知部分，视喘息，听声音而知病所苦，观权衡规矩而知病所主，按尺寸浮沉滑涩而知病所生，以治则不失矣。此即能合色脉，万举万全之互辞。然其所重，尤在适其性情，故诊不知五过四失，终未免为粗工也。迩来病家亦有三般过差：一者匿其病情，令猜以验医之工拙；一者有隐蔽难言之病，则巧为饰词，以瞒医师；一者未脉先告以故，使医溺于成说，略不加详，虽老成名宿，未免反费推敲，多有自认错谬。喻之不省者，苟非默运内照，鲜不因误致误也。坐次一人问言：夫子每云能合色脉，万举万全。设或深闺窈窕，密护屏帏，不能望见颜色，又当何如？曰：是何言之不聪也。尼叟有云：举一隅不以三隅反，但须验其手腕色泽之苍白肥瘠，已见一斑。至若肌之滑涩，理之疏密，肉之坚软，筋之粗细，骨之大小，爪之刚柔，指之肥瘦，掌之厚薄，尺之寒热，及乎动静之安危，气息之微盛，更合之以脉，参之以证，则气血之虚实，情性之刚柔，形体之劳逸，服食之精粗，病苦之逆顺，皆了然心目矣。复问五色之应五藏，愚所共知，余皆学人未谙，愿卒问之，以启蒙昧。曰：某所谓色脉者，仓公五色诊也。乃玉机不刊之秘，知者绝罕。其间奥妙，全在资禀色泽，以参脉证，如影随形，守一勿失。《灵枢》所谓：粗守形上守神者，即此义也。夫神者，色也。形者，质也。假令黄属脾胃，若黄而肥盛，胃中有痰湿也；黄而枯癯，胃中有火也；黄而色淡，胃气本虚也；黄而色黯，津液久耗也。黄为中央之色，其虚实寒热之机，又当以饮食便溺消息之。色白属肺，白而淖泽，肺胃之充也。肥白而按之绵软，气虚有痰也；白而消瘦，爪甲鲜赤，气虚有火也；白而夭然不泽，爪甲色淡，肺胃虚寒也；白而微青，或臂多青脉，气虚不能统血也。若兼爪甲色青,则为阴寒之证矣。白为气虚之象,纵有失血发热,皆为虚火,断无实热之理。苍黑属肝与肾。苍而理粗,筋骨劳勚[1]也,苍而枯槁,营血之涸也。黑而肥泽,骨髓之充也。黑而瘦削,阴火内戕也。苍黑为下焦气旺,虽犯客寒,亦必蕴为邪热,绝无虚寒之候也。赤属心主三焦。深赤色坚,素禀多火也;赤而䐃坚,营血之充也;微赤而鲜,气虚有火也;赤而索泽,血虚火旺也。赤为火炎之色,只虑津枯血竭,亦无虚寒之患。大抵火形之人,从未有肥盛多湿者。即有痰嗽,亦燥气耳。若夫肌之滑涩,以征津液之盛衰;理之疏密,以征营卫之强弱;肉之坚软,以征胃气之虚实;筋之粗细,以征肝血之充馁;骨之大小,以征肾气之勇怯;爪之刚柔,以征胆液之淳清;指之肥瘦,以征经气之荣枯;掌之厚薄,以征藏气之丰歉;尺之寒热,以征表里之阴阳。《论疾诊

① 勚:yì(义),疲劳。

尺》云:尺肤热甚,脉盛躁者,病温也。其脉盛而滑者,病且出也。尺肤寒,其脉小者,泄,少气。斯皆千古秘密,一旦豁然,询是临机应用,信手拈来,头头是道底第一义,稔须着眼。

脉　　位

或问古人以三部分别藏府。而大小二肠之脉，或隶之于两寸，或隶之于两尺，未审孰是孰非。愿示一定之理，以解学人之惑。答曰：皆是也，皆非是也，似是而非者也。缘经无显谕；所以拟议无凭。要知两手三部，咸非藏府定位，不过假道以行诸经之气耳。观《灵枢》经脉虽各有起止，各有支别，而实一气相通。故特借手太阴一经之动脉，以候五藏六府十二经之有余不足。其经虽属于肺，实为胃气所主，以藏府诸气靡不本之于胃也。《五藏别论》云：气口何以独为五藏主？胃者，水谷之海，六府之大源也。五味入口，藏于胃，以养五藏气，气口亦太阴也。是以五藏六府之气，皆出于胃，变见于气口。《经脉别论》云：食气入胃，经气归于肺，肺朝百脉，气归于权衡。权衡以平，气口成寸，以决死生。《营卫生会》云：人食气于谷，谷入于胃，以传于肺，五藏六府皆以受气。其清者为营，浊者为卫。营行脉中，卫行脉外。即此三段经文，可以默识其微矣。或言两手六部，既非藏府脉位，何《脉要精微论》中，有逐部推之之法耶？曰：此即所谓假道以行诸经之气耳。吴草庐曰：医者以寸关尺，辄名之曰：此心脉，此肺脉，此脾脉，此肝脉，此肾脉者，非也。五藏六府凡十二经，两寸关尺皆手太阴之一脉也。分其部位以候他藏之气耳。脉行始于肺终于肝，而后会于肺，肺为出气之门户，故名气口。而为六脉之大会，以占一身焉。李濒湖曰：两手六部，皆肺之经脉。特取以候五藏六府之气耳，非五藏六府所居之处也。即《内经》所指藏府部位，乃是因五行之气而推。火旺于南，故心居左寸；木旺于东，故肝居左关；金旺于西，故肺居右寸；土旺于中，而寄位西南，故脾胃居于右关；水旺于北，故居两尺。人面南司天地之化，则左尺为东北也。东北为天地始生之界，人在胎息之中，则两肾先生，以故肾曰先天。在五行则天一生水，水性东行，膀胱水注之器，肾司北方之令，又居下部，则其气化，从此而推也宜矣。然肾本有二，同居七节左右。右者独非肾乎？独不主精气乎？独不司闭蛰封藏之令乎？盖人身同乎造物，凡呼吸运动，禀乎乾健；藏府躯壳，合于坤舆。以分野言，则肾当箕尾燕冀之界，其地风高土厚，水都潜行地中，结成煤火，以司腐熟之权。人应其气，则三焦之火，从此交通。况三焦鼎峙两肾之间，以应地运而右转。是虽右尺偏属相火，为生人生物之源，因有命门之号。其实两肾皆有水火，原无分于彼此。以故岐伯于寸关二部，俱分左右，尺独不分者，一皆主乎肾也。肾为先天一气之始，故首言尺内两傍，则季胁也。尺外以候肾，尺里以候腹。腹者，大小二肠在其中矣，膀胱亦在其中矣。以经气言之，平居无病之时，则二肠之气未尝不随经而之寸口也。以病脉言之，则二肠司传化之任，病则气化不顺而为留滞，又必验之于尺矣。曷观长沙论中，凡正阳明府证，必尺中有力，方用承气，此非尺里以候腹之一验乎？吾故曰：皆是也，皆非也，似是而非者也。盖尺外者，尺脉之前半部也；尺里者，尺脉之后半部也。前以候阳，后以候阴。人身背为阳，肾附于背，故外以候肾；腹为阴，故里以候腹也。东方生木，木应肝而藏于左，故借左关以候肝胆之气。土居中位，而旺于四季。独以长夏湿土气蒸之时，为之正令，故经以之分隶右关。所谓中附上，左外以候肝，内以候膈；右外以候胃，内以候脾。膈者，膈膜之谓，中焦所主，胆在中矣。中附上者，附尺之而居于中，即关脉也。肝为阴中之阳藏，亦附近于背，故借左关之外以候肝，内以候膈；右关之前以候胃，后以候脾。脾胃皆中州之官，以藏府言，则胃为阳，脾为阴。故外以候胃，内以候脾也。火生于木，而应乎心，合乎脉谓之牡藏。牡者，阳也。左为阳，寸为阳中之阳，故宜候之左寸。金生于土，而应乎肺，与胃一气贯通，而主西方金气，故经以之候于右寸。所云上附上，右外以候肺，内以候胸中；左外以候心，内以候膻中。膻中者，心主之宫城，胞络之别名。胸中者，膈膜之上皆是也。上附上者，言上而又上，则寸口也。五藏之位，惟肺最高，故右寸之前以候肺，后以候胸中。心为虚灵之藏，而为君主之火，性喜上炎，又喜附木而燔。然其行令，皆属胞络。故左寸之前以候心，后以候膻中之气也。详本篇六部，但言五藏，不及六腑，而独不遗其胃者，以经络五藏，皆禀气于胃，五藏之本也。藏气不能自致于手太阴，必因胃气乃至手太阴也。原夫两手六部，虽皆肺经之一脉，而胃气实为之总司。足阳明一经，与诸经经经交贯，为后天气血之本源。即先天之气，亦必从此而化。

每见阴虚血耗之人，日服六味四物，不得阳生之力，则阴无由而长也。或问六部皆属肺经，皆主胃气，以推藏府之病，敬闻命矣。而《灵枢》十二经，独以人迎寸口言者，何也？曰：此辨别藏府诸经之盛衰，及外内诸邪之纲主也。夫寸口即是气口，又谓脉口，以配人迎。昔人所谓关前一分，人命之主，即此脉也。复问其后诸经之脉，又以三倍再倍一倍言者，此又何耶？曰：三阴三阳之谓也。逆其旨，则手足太阴谓之三阴，故盛者寸口大三倍于人迎。手足少阴谓之二阴，故盛者寸口大再倍于人迎。手足厥阴谓之一阴，故盛者寸口大一倍于人迎。在阳经则不然，其手足阳明谓之二阳，以二经所主津液最盛，故盛者人迎大三倍。手足太阳，谓之三阳。以二经所主津液差少。故盛者人迎只大再倍。手足少阳谓之一阳，以二经所主津液最少，故盛者人迎仅大一倍也。或言人迎主表，气口主里，此言人迎主府，气口主藏者，何也？盖人迎主表，气口主里，是主邪气而言。人迎盛坚者伤于寒，气口盛坚者伤于食也。此言人迎主府，气口主藏，是指经气而言。原未尝指府藏也，以人迎主在津血，津血灌注六府，而偏丽于左。气口主在神气，神气钟于五藏，而偏丽于右。此阴阳血气流行之道。以上下言之，则寸为阳，尺为阴；以左右言之，则人迎为阳，气口为阴。须知人之血气，与流水无异。水性东行，若得风涌，即随之而逝，不可拘于南北也。人身经脉营运亦然，虽血喜归肝，气喜行脾，而有左右之属。若得其火，即随之而上炎，得其风，则随之而外扰。变幻之机，靡所不至，岂复拘于部分哉。

脉　　象

或问人身脉位，既无一定之法，但以指下几微之象，推原藏府诸病，益切茫无畔岸。愿得显示至教，开我迷云。答曰：汝等今日各从何来？或言某从西南平陆而来，或言某由西北渡水而来，或言某于东南仄径遇师于不期之中。因谕之曰：良由汝等识吾居处，得吾形神，故不拘所从，皆可邂逅，否则觌面错过矣。故欲识五藏诸病，须明五藏脉形。假如肝得乙木春升之令而生，其脉若草木初生，指下软弱招招，故谓之弦。然必和滑而缓，是为胃气，为肝之平脉。若弦实而滑，如循长竿，弦多胃少之脉也；若弦而急强，按之益劲，但弦无胃气也。加之发热，指下洪盛，则木槁火炎而自焚矣。所谓火生于木，焚木者原不出乎火也。若微弦而浮，或略带数，又为甲木之象矣。若弦脉见于人迎，肝气自旺也。设反见于气口，又为土败木贼之兆。或左关虽弦，而指下小弱不振，是土衰木萎之象。法当培土荣木，设投伐肝之剂，则脾土愈困矣。若弦见于一二部，或一手偏弦，犹为可治。若六脉皆弦而少神气，为邪气混一不分之兆。《灵枢》有云：人迎与寸口气大小等者病难已。气者，脉气也。凡脉得纯藏之气，左右六部皆然者俱不治也。或肝病证剧，六部绝无弦脉，是脉不应病，亦不可治。举此以为诸脉之例，不独肝藏为然也。心属丙丁而应乎夏，其脉若火之然[①]薪，指下累累微曲而濡，故谓之钩。然必虚滑流利，是为胃气，为心之平脉。若喘喘连属，其中微曲，钩多胃少之脉也；若瞥瞥虚大，前曲后居，但钩无胃气也；若虚大浮洪，或微带数，又为丙火之象。故钩脉见于左寸，包络之火自旺也。或并见于右寸，火乘金位之兆。设关之外微曲，又为中宫有物阻碍之兆也。

① 然："燃"之本字。

脾为己[1]土而应于四季，虽禀中央湿土，常兼四气之化，而生长万物。故其脉最和缓，指下纡徐而不疾不迟，故谓之缓。然于和缓之中，又当求其软滑，是谓胃气，为脾之平脉。若缓弱无力，指下如循烂绵，缓多胃少之脉也；若缓而不能自还，代阴无胃气也；若脉虽徐缓，而按之盈实，是胃中宿滞蕴热；若缓而涩滞，指下膜糊，按之不前，胃中寒食固结，气道阻塞之故耳；若缓而加之以浮，又为风乘戊土之象矣。设或诸部皆缓，而关部独盛，中宫湿热也；诸部皆缓，寸口独滑，膈上有痰气也；诸部皆缓，两尺独显弦状，岂非肝肾虚寒，不能生土之候乎？肺本辛金而应秋气，虽主收敛，而合于皮毛，是以不能沉实。但得浮弱之象于皮毛间，指下轻虚，而重按不散，故谓之毛。然必浮弱而滑，是为胃气，为肺之平脉。若但浮不滑，指下涩涩然如循鸡羽，毛多胃少之脉也。昔人以浮涩而

① 己：原误作“巳”，据上海书局本改。

短，为肺藏平脉，意谓多气少血，脉不能滑。不知独受营气之先，营行脉中之第一关隘。若肺不伤燥，必无短涩之理。即感秋燥之气，亦肺病耳，非肺气之本燥也。若浮而无力，按之如风吹毛，但毛无胃气也。加以关尺细数，喘嗽失血，阴虚阳扰，虽神丹不能复图也。若毛而微涩，又为庚金气予不足之象矣。若诸部皆毛，寸口独不毛者，阳虚浊阴用事，兼挟痰气于上也。诸部不毛，气口独毛者，胃虚不能纳食，及为泄泻之征也。肾主癸水而应乎冬，脉得收藏之令，而见于筋骨之间，按之沉实，而举指流利，谓之曰石。然必沉濡而滑，是谓胃气，乃肾之平脉。若指下形如引葛，按之益坚，石多胃少之脉也。若弦细而劲，如循刀刃，按之搏指，但石无胃气也。若按之虽石，举之浮紧，又为太阳壬水受邪之象矣。若诸脉不石，左寸独石者，水气凌心之象。右关独石者，沉寒伤胃之象也。可知五脉之中，必得缓滑之象，乃为胃气，方为平脉。则胃气之验，不独在于右关也。况《内经》所言四时之脉，亦不出乎弦钩毛石。是知五藏之气，不出五行。四时之气，亦不出于五行。故其论脉，总不出五行之外也。但当察其五脉之中，偏少冲和之气，即是病脉。或反见他藏之脉，是本藏气衰，他藏之气乘之也。每见医守六部之绳墨，以求藏府之虚实者，是欲候其人，不识声形笑貌，但认其居处之地也。若得其声形笑貌，虽遇之于殊方逆旅，暗室隔垣，未尝错认以为他人也。犹之此经之脉，见于他部，未尝错认以为他经之病也。至于临病察脉，全在活法推求，如诊富贵人之脉与贫残者之脉，迥乎不侔。贵显之脉，常清虚流利；富厚之脉，常和滑有神；贱者之脉，常浊壅多滞；贫者之脉，常蹇涩少神。加以劳勚，则粗硬倍常。至若尝富贵而后贫贱，则营卫枯槁，血气不调，脉必不能流利和滑，久按索然。且富贵之证治与贫贱之证治，亦截然两途。富贵之人，恒劳心肾，精血内戕，病脉多虚，总有表里客邪，不胜大汗大下，全以顾虑元气为主，略兼和营调胃足矣。一切苦寒伤气，皆在切禁。贫贱之人，藜藿充肠，风霜切体，内外未尝温养，筋骸素惯疲劳，藏府经脉一皆坚固，即有病苦忧劳，不能便伤神志。一以攻发为主，若参芪桂附等药，咸非是辈所宜。惟尝贵后贱，尝富后贫之人，素享丰腴，不安粗粝，病则中气先郁，非但药之难应，参芪或不能支，反闻郁悒之患，在所必至。非特富贵之脉证与贫贱悬殊，即形体之肥瘠，亦是不同。肥盛之人，肌肉丰厚，胃气沉潜，纵受风寒，未得即见表脉。但须辨其声音涕唾，便知有何客邪。设鼻塞声重，涕唾稠粘，风寒所伤也。若虽鼻塞声重，而屡咳痰不即应，极力咯之，乃得一线黏痰，甚则咽腭肿胀者，乃风热也。此是肥人外感第一关键，以肥人肌气充盛，风邪急切难入，因其内多痰湿，故伤热最易。惟是酒客湿热，渐渍于肉理，风邪易伤者有之。否则形盛气虚，色白肉松，肌腠不实之故，不可以此胶执也。瘦人肌肉浅薄，胃气外泄，即发热头痛，脉来浮数，多属于火，但以头之时痛时止，热之忽重忽软轻，又为阴虚火扰之候也。惟发热头痛，无间昼夜，不分重轻，人迎浮盛者，方是外感之病。亦有表邪兼挟内火者，虽发热头痛，不分昼夜轻重，而烦渴躁扰，卧寐不宁，皆邪火烁阴之候。虽宜辛凉发散，又当顾虑其阴。独形瘦气虚，颜白唇鲜，卫气不固者，最易伤风，却无内火之患矣。矧吾江南之人，元气最薄，脉多不实，且偏属东方，木火最盛。治之稍过，不无热去寒起之虑。而高梁之人，豢养柔脆，调适尤难。故善治大江以南病者，不难遍行宇内也。但要识其所禀之刚柔，情性之缓急耳。西北之人，惯拒风寒，素食煤火，外内坚固，所以脉多沉实。一切表里诸邪，不伤则已，伤之必重。非大汗大下，峻用重剂，不能克应。

滇粤之人，恒受瘴热，惯食槟榔，表里疏豁，所以脉多微数，按之少实。总有风寒，只宜清解，不得轻用发散。以表药性皆上升横散，触动瘴气，发热漫无止期，不至津枯血竭不已也。经云：西北之气，散而寒之；东南之气，收而温之。所谓同异病异治也。是以他方之人，必问方隅水土。傍观者以为应酬套语，曷知其为察脉审证，用药之大纲。故操司命之权者，务宜外息诸缘，内心无喘，向生死机关，下个竿头进步工夫，自然不落时人圈缋。当知医门学问，原无深奥难明处，但得悉其要领，活法推求，便可一肩担荷。又何必搜罗百氏，博览群书，开凿寻文解义之端，愈滋多岐之惑哉。

经　　络

或问奇经诸脉，何以异于十二经，而以奇字目之？答曰：夫十二经者，经脉之常度也。其源各从藏府而发，虽有枝别，其实一气贯实，曾无间断，其经皆直行上下，故谓之经。十五络者，经脉之联属也。其端各从经脉而发，头绪散漫不一，非若经脉之如环无端也。以其斜行左右，遂名曰络。奇经，为诸经之别贯。经经自为起止，各司前后上下之阴阳血气，不主一藏一府，随邪气之满溢而为病，故脉之发现诸部，皆乖戾不和，是古圣以奇字称之。非若经气之常升，络气之常降也。所以者何？盖缘经起中焦，恒随营气下行极而上，故其诊在寸；络起下焦，恒附营气上行极而下，故其诊在尺。虽经有明谕，而世罕究其旨者。《通评虚实论》云：经络皆实，寸脉急而尺缓，言经中所受之邪，既随经而盛于上，络气虽实，当无下陷之邪，则尺部不为之热满矣。次云：络气不足，经气有余，脉口热满，尺部寒涩。有余则热满，是指邪气而言，非经气之充实也。不足则寒涩，络气本虚之验也。又云：经虚络满者，尺部热满，脉口寒涩。络满亦指邪气，以经中之邪陷于络，故尺部为之热满也。按《金匮》云：极寒伤经，极热伤络。盖经受寒邪而发热，络受热邪而传次，溢入于奇经矣。然经络之脉，虽各有疆界，各有司属，各有交会，而实混然一区，全在大气鼓运，营血灌注，方无偏胜竭绝之虞。经云：气主煦之，血主濡之。又言：邪在气，气为是动，邪在血，血为所生病。是以十二经脉各以分隶气血之所属也。其经络二字，方书中靡不并举，曷知络脉皆不离本经之部分，虽十二经外，别有阴络阳络脾之大络三种，而为病亦不殊本经之血气也。盖络脉之病，虽略亚于本经．然邪伏幽隐，气难升散，不似经脉之循经上下，易于开发也。而奇经又为十二经之约束，若藏气安和，经脉调畅，八脉之形，无从而见也。即经络受邪，不至满溢，与奇经亦无预也。惟是经络之邪热满，势必溢入于奇经。所以越人有沟渠满溢，诸经不能复拘之喻。试推伤寒之邪，皆从阳维而传次三阳，从阴维而传次三阴，未尝循十二经次弟也。或有藏气内结，邪气外溢，竟从奇经受病者有之。复问八脉之形象与病苦，可得闻乎？答曰：在经有也，吾尝考诸经中言，冲脉直上直下而中央牢，病苦逆气里急。督脉直上直下而中央浮，病苦脊强不得俯仰。任脉横寸口边丸丸紧细而长，病苦少腹切痛，男子内结七疝，女子带下瘕聚。阳维尺外斜上至寸而浮，病苦寒热溶溶不能自收持。阴维尺内斜上至寸而沉，病苦心痛，怅然失志。阳跷寸口左右弹，浮而细绵绵，病苦阴缓而阳急。阴跷尺内左右弹沉而细绵绵，病苦阳缓而阴急。带脉中部左右弹而横滑，病苦腹痛，腰溶溶若坐水中。《内经》所言奇经之脉象如是。凡遇五痫七疝，项痉背强，发歇不时，外内无定之证，刚劲不伦，殊异寻常之脉，便于奇经中求之。或问奇经之奇字，昔人咸以奇偶之奇为训，未审孰是。因语之曰：读书须要自立主见，切勿浮澼澼地随人脚跟。设泥昔人奇偶之说，不当有阴阳维跷之配偶也，坐客皆举手称善，请著玉版，以为奇恒之别鉴。

师　　传三十二则

或问诊切之法，何者为宗？答曰：诊切之法，心空为宗。得其旨，言下可了；不得其旨，虽遍读五车，转增障碍。只如日月，岂不净耶？而盲者不见，是盲者过，非日月咎。客云：若尔，则古人历陈某脉某病，凿凿诸例，将有适于用乎？无适于用乎？答曰：大似向泥人祈祷，有时灵应，有时不灵应。客云：法法纰缪，安得涤除玄览，参五色之诊乎？答曰：除却胸中落索，空空地向已灵上究去。了得浮脉之义，便了得沉脉之义，触类旁通，诸脉皆了无余蕴矣。夫脉学者，大医王之心印。非大智慧，大辨才，难以语此。吾尝疾首生民，不闻炎黄之垂诲，永违仲景之至言，逮后唐进士《千金方》，直接长沙一脉。又以立法险峻，不易跻攀，乃致造诣日卑，风斯日下。今我不惜广长，开陈圣教，为众生运无尽灯，譬诸一灯然百千灯，冥者皆明，明终无尽，庶不没宿昔先师垂诲，吾当逐一为汝陈之。

浮　沉①

浮脉者，下指即显浮象，按之稍减而不空，举之泛泛而流利。不似虚脉之按之不振，芤脉之寻之中空，濡脉之绵软无力也。浮为经络肌表之应，良由邪袭三阳经中，鼓搏脉气于外，所以应指浮满。在暴病得之，皆为合脉。然必人迎浮盛，乃为确候。若气口反盛，又为痰气逆满之征，否则其人平素右手偏旺之故。有始病不浮，病久而脉反浮者，此中气亏乏，不能内守，反见虚痞之兆。若浮而按之渐衰，不能无假象发见之虞。伤寒以尺寸俱浮，为太阳受病。故凡浮脉主病，皆属于表，但须指下有力，即属有余客邪。其太阳本经风寒营卫之辨，全以浮缓浮紧，分别而为

① 浮沉：原阙，据目录补。

处治。其有寸关俱浮，尺中迟弱者，南阳谓之阳浮阴弱，营气不足，血少之故。见太阳一经，咸以浮为本脉，一部不逮，虚实悬殊。亦有六脉浮迟，而表热里寒，下利清谷者，虽始病有热，可验太阳，其治与少阴之虚阳发露不异。又有下后仍浮，或兼促兼弦兼紧兼数之类，总由表邪未尽，乃有结胸咽痛，胁急头疼之变端。详结胸藏结及痞之证，皆为下早，表邪内陷所致。究其脉虽变异，必有一部见浮。死生虚实之机，在关上沉细紧小之甚与不甚耳。惟阳明府热攻脾，脉虽浮大，心下反硬者，急需下之，所谓从证不从脉也。其在三阴，都无浮脉，惟阴尽复阳，厥愈足温而脉浮者，皆为愈证。故太阴例有手足温，身体重而脉浮者，少阴例有阳微阴浮者，厥阴例有脉浮为欲愈，不浮为未愈者。须知阳病浮迟，兼见里证，合从阴治；阴病脉浮，证显阳回，合从阳治。几微消息，当不越于圣度也。近世陶尚文浮中沉三法，举世其推，虽卓立已见，究其所云，不论脉之浮沉迟数，但以按之无力，重按全无者，便是阴证。曷知按之无力者，乃虚散之脉，与浮何预哉？逮夫杂证之脉浮者，皆为风象。如类中风痱之脉浮，喘咳痞满之脉浮，烦瞑衄血之脉浮，风水皮水之脉浮，消瘅便血之脉浮，泄泻脓血之脉浮，如上种种，或与证相符，或与证乖互，咸可治疗。虽《内经》有肠澼下白沫，脉沉则生，脉浮则死之例。然风木乘脾之证，初起多有浮脉，可用升散而愈者。当知阴病见阳脉者生，非若沉细虚微之反见狂妄躁渴，难于图治也。

沉脉者，轻取不应，重按乃得，举指减小，更按益力，纵之不即应指。不似实脉之举指逼逼，伏脉之匿于筋下也。沉为藏府筋骨之应，盖缘阳气式微，不能统运营卫于表。脉显阴象而沉者，则按久愈微。若阳气郁伏，不能浮应卫气于外，脉反伏匿而沉者，则按久不衰。阴阳寒热之机，在乎纤微之辨。伤寒以尺寸俱沉，为少阴受病，故于沉脉之中，辨别阴阳为第一关捩[1]。若始病不发热，无头痛，而手足厥冷脉沉者，此直中阴经之寒证也。若先曾发热头痛，烦扰不宁，至五七日后，而变手足厥冷，躁不得寐而脉沉者，此厥深热深，阳邪陷阴之热证也。亦有始本阳邪，因汗下太过，而脉变沉迟，此热去寒起之虚证也。有太阳证下早，胸膈痞硬而关上小细沉紧者，此表邪内陷阳分之结胸也。若能食自利，乃阳邪下陷阴分之藏结矣。有少阴病自利清水，口干，腹胀，不大便而脉沉者，此热邪陷于少阴也。有少阴病始得之，反发热脉沉者，麻黄附子细辛汤温之，是少阴而兼太阳，即所谓之两感也。此与病发热头痛，脉反沉，身体痛，当温之，宜四逆汤之法，似是而实不同也。有寸关俱浮，而尺中沉迟者，此阳证夹阴之脉也。若沉而实大数盛，动滑有力，皆为阳邪内伏。

① 关捩：关键。

沉而迟细微弱,弦涩少力,皆属阴寒无疑。有冬时伏邪发于春夏,烦热躁渴而反脉沉足冷,此少阴无气,毒邪不能发出阳分,下虚死证也。凡伤寒温热,时疫感冒,得汗后脉沉,皆为愈证,非阳病阴脉之比。有内外有热,而脉沉伏,不数不洪,指下涩小急疾,无论伤寒杂病,发于何时,皆为伏热。不可以其脉之沉伏,而误认阴寒也。至如肠澼自利而脉沉,寒疝积瘕而脉沉,历节痛痹而脉沉,伏痰留饮而脉沉,石水正水而脉沉,胸腹结痛而脉沉,霍乱呕吐而脉沉,郁结气滞而脉沉,咸为应病之脉。若反浮大虚涩,或虽沉而弦细坚疾,为胃气告匮,未可轻许以治也。

迟　数①

迟脉者,呼吸定息,不及四至,而举按皆迟。不似涩脉之参伍不调,缓脉之去来徐缓也。迟为阳气不显,营气自和之象。

① 迟数:原阙,据目录补。

故昔人咸以隶之虚寒，而人迎主寒湿外袭，气口主积冷内滞。又以浮迟为表寒，沉迟为里寒，迟涩为血病，迟滑为气病，此论固是。然多有热邪内结，寒气外郁而见气口迟滑作胀者，讵[1]可以脉迟概为之寒，而不究其滑涩之象，虚实之异哉。详仲景有阳明病脉迟，微恶寒而汗出多者，为表未解，脉迟头眩腹满者，不可下。有阳明病脉迟有力，汗出不恶寒，身重喘满，潮热便硬，手足濈然汗出者，为外欲解，可攻其里。又太阳病脉浮，因误下而变迟，膈内拒痛者，为结胸。若此皆热邪内结之明验也。当知迟脉虽现表证，亦属藏气不充，不能统摄百骸，所以邪气留连不解，即有腹满而头眩脉迟，阳分之患未除，禁不可下，直待里证悉具，然后下之。圣法昭然，岂不详审慎重乎。迟为阳气失职，胸中大气不能敷布之候。详迟为在藏一语，可不顾虑藏气之病乎。

---

① 讵：岂，表示反问。

数脉者，呼吸定息，六至以上，而应指急数。不似滑脉之往来流利，动脉之厥厥动摇，疾脉之过于急疾也。数为阳盛阴亏，热邪流薄于经络之象。所以脉道数盛，火性善动而躁急，故伤寒以烦躁脉数者为传，脉静者为不传，有火无火之分也。即经尽欲解，而脉浮数，按之不芤，其人不虚。不战汗出而解，则知数而按之芤者，皆为虚矣。又阳明例云：病人脉数，数为热，当消谷引食。而反吐者，以发汗令阳气微，膈内虚，脉乃数也。数为客热，不能消谷，胃中虚冷故吐也。又胃反而寸口脉微数者，为胸中冷。又脉阳紧阴数为欲吐，阳浮阴数亦吐。胃反脉数，中气大虚，而见假数之也。人见脉数，悉以为热，不知亦有胃虚及阴盛拒阳者。若数而浮大，按之无力，寸口脉细者，虚也。经曰：脉至而从，按之不鼓，诸阳皆然。病热而脉数，按之不鼓甚者，乃阴盛拒阳于外而致病，非热也。形证似寒，按之鼓击于指下者，乃阳盛拒阴而生病，非寒也。丹溪云：脉数盛大，按之而涩，外有热证者，名曰中平声寒。盖寒留血脉，外证热而脉亦数也。凡乍病脉数，而按之缓者，为邪退。久病脉数，为阴虚之象，瘦人多火，其阴本虚。若形充色泽之人脉数，皆痰湿郁滞，经络不畅而蕴热，其可责之于阴乎。若无故脉数，必生痈疽。如数实而吐臭痰者为肺痈，数虚而咳涎沫者为肺痿。又历考数脉诸例，有云数则烦心者，有云滑数心下结热者，皆包络火旺而乘君主之位也。有云细数阴虚者，水不制火，真阴亏损也。有云数为在府者，阳邪干阳，藏气无预也。有云数则为寒者，少火气衰，壮火食气也。大抵虚劳失血，喘嗽上气，多有数脉。但以数大软弱者为阳虚，细小弦数者为阴虚。非若伤寒衄血之脉浮大，为邪伏于经，合用发汗之比。诸凡失血，脉见细小微数无力者为顺。脉数有热，及实人弦劲急疾者为逆。若乍疏乍数，无问何病皆不治也。

滑　　涩[1]

滑脉者，举之浮紧，按之滑石。不似实脉之逼逼应指，紧脉之往来劲急，动脉之见于一部，疾脉之过于急疾也。仲景云：翕奄沉名曰滑。滑者，紧之浮名也。言忽浮忽沉，形容流利之状，无以过之。滑为多血少气之脉，而昔人又以滑大无力，为内伤元气。曷知滑脉虽有浮沉之分，却无无力之象。盖血由气生，若果气虚，则鼓动之力先微，脉何由而滑耶？惟是气虚不能统摄阴火而血热脉滑者有之。尝考诸《内经》，有脉滑曰病风，缓而滑曰热中，脉浮而滑曰新病，脉盛滑坚者曰病在外，脉弱以滑是为胃气。滑者阴气有余也，则知滑脉之病，无虚寒之理。他如伤寒温热时行等病，总以浮滑而濡为可治。故先师论脉，首言大浮数动滑为阳，而杂

① 滑涩：原阙，据目录补。

病以人迎浮滑为风痰，缓滑为中风。气口缓滑为热中，滑数为宿食，尺中弦滑，为下焦畜血。又呕吐而寸口迟滑为胸中实，下利而关上迟滑为下未尽，厥逆而脉滑为里有实。详此则滑脉之病，可不言而喻，即经有滑者阴气有余一语，是指阴邪搏阳而言，岂以阴气有余，多汗身寒之病，便可目为血多，又以滑大之脉，牵合无力，而为内伤元气乎？平人肢体丰盛，而按之绵软，六脉软滑，此痰湿渐渍于中外，终日劳役，不知倦怠，若安息则重着酸痛矣。夫脉之滑而不甚有力者，皆浮滑缓滑濡滑微滑之类，终非无力之比。滑为血实气壅之脉，悉属有余。妇人身有病而脉和滑者为孕，临产脉滑疾者曰离经。若滑而急强，辟辟如弹石，谓之肾绝。滑不直手，按之不可得，为大肠气予不足，以其绝无和缓胃气，故经予之短期。

涩脉者，指下涩滞不前，《内经》谓之参伍不调，叔和喻以轻刀刮竹，通真子譬之如雨沾沙，长沙又以泻漆之绝，比拟虽殊，其义则一。不似迟脉之指下迟缓，缓脉之脉象纡徐，濡脉之来去绵软也。良由津血亏少，不能濡润经络，所以涩涩不调。故经有脉涩曰痹，寸口诸涩亡血，涩则心痛，尺热脉涩为懈㑊种种，皆阴血消亡，阳气有余，而为身热无汗之病。亦有痰食胶固中外，脉道阻滞，而见涩数模糊者，阴受水谷之害也。《金匮》云：寸口脉浮大，按之反涩，尺中亦微而涩，知有宿食。有发热头痛，而见浮涩数盛者，阳中雾露之气也。雾伤皮腠，湿流关节，总皆脉涩，但兼浮数沉细之不同也。有伤寒阳明府实，不大便而脉涩，温病大热而脉涩，吐下微喘而脉涩，水肿腹大而脉涩，消瘅大渴而脉涩，痰证喘满而脉涩，病在外而脉涩，妇人怀孕而脉涩，皆证脉相反之候。间在因胎病而涩脉者，然在二三月时有之，若四月胎息成形之后，必无虚涩之理。平人无故脉涩，为贫窘之兆。尺中蹇涩则艰于嗣，

《金匮》云：男子脉浮弱而涩则无子，精气清冷，具有脉塞而鼓如省客，左右旁至如交漆，按之不得如颓土，皆乖戾不和，殊异寻常之脉，故《素问》列之大奇。

虚　实[①]

虚脉者，指下虚大而软，如循鸡羽之状，中取重按皆弱而少力，久按仍不乏根。不似芤脉之豁然中空，按久渐出，涩脉之软弱无力，举之即来；散脉之散漫无根，重按久按，绝不可得也。虚为营血不调之候，叔和以迟大而软为虚。每见气虚喘乏，往往有虚大而数者，且言血虚脉虚，独不详仲景脉虚身热，得之伤暑。东垣气口脉大而虚者，为内伤于气。若虚大而时显一涩，为内伤于血。凡血虚之病，非显涩弱，则弦细芤迟。如伤暑脉虚为气虚，弦细芤迟为血虚。虚劳脉极虚芤迟，或迟中微细小者，为亡血失精。男子平人脉虚弱

① 虚实：原阙，据目录补。

微细者，善盗汗出。则气血之分了然矣。慎斋有云：脉洪大而虚者防作泻。可知虚脉多脾家气分之病，大则气虚不敛之故。经云：脉气上虚尺虚，是谓重虚。病在中脉虚难治。仲景有脉虚者不可吐，腹满脉虚复厥者不可下，脉阴阳俱虚热不止者死。可见病实脉虚，皆不易治。盖虚即是毛，毛为肺之平脉。若极虚而微，如风吹毛之状，极虚而数，瞥瞥如羹上肥者，皆为肺绝之兆也。惟癫疾之脉虚为可治者，以其神出舍空，可行峻补。若实大为顽痰固结，搜涤不应，所以为难耳。

实脉者，重浊滑盛，相应如参春，而按之石坚。不似紧脉之迸急不和，滑脉之往来流利，洪脉之来盛去衰也。实为中外壅满之象，经云邪气盛则实，非正气本充之谓。即此一语，可为实脉之总归。夫脉既实矣，谅虚证之必无也。证既实矣，谅假象之必无也。但以热邪亢极而暴绝者有之。其为病也，实在表则头痛身热，实在里则䐜胀腹满。大而实者，热由中发。细而实者，积自内生。在伤寒阳明病，不大便而脉实则宜下，下后实大，或暴微欲绝，热不止者死。厥阴病下利脉实者，下之死。病脉之逆，从可见矣。盖实即是石，石为肾之平脉。若石坚太过，劈劈如弹石状，为肾绝之兆矣。其消瘅鼓胀坚积等病，皆以脉实为可治。若泄而脱血，及新产骤虚，久病虚羸，而得实大之脉，良不易治也。

弦　　缓[1]

弦脉者，端直以长，举之应指，按之不移。不似紧脉之状如转索，革脉之劲如弓弦也。弦为风木主令之脉，故凡病脉弦，皆阳中伏阴之象。虚证误用寒凉，两尺脉必变弦。胃虚冷食停滞，气口多见弦脉。伤寒以尺寸俱弦，为少阳受病。少阳为枢，为阴阳之交界，如弦而兼浮兼细为少

① 弦缓：原阙，据目录补。

阳之本脉，弦而兼数兼缓即有入府传阴之两途。若弦而产灵之以沉涩微弱，得不谓之阴乎。经言：寸口脉弦者，胁下拘急而痛，令人啬啬恶寒。又伤寒脉弦细，头痛发热者属少阳。此阳弦头痛也。痛必见于太阳，阳脉涩，阴脉弦。法当腹中急痛，此阴弦腹痛也。痛必见于少腹，皆少阳部分耳。少阴病欲吐不吐，始得之，手足寒脉弦迟者，此胸中实也，当吐之。若膈上有寒饮干呕者，不可吐，急温之。详此又不当以兼沉兼涩，概谓之阴。弦迟为胸中实也。审证合脉，活法在人，贵在心手之灵活耳。历诊诸病之脉，属邪盛而弦者，十常二三，属正虚而见弦者，十常六七。其于他脉之中，兼见弦象者，尤复不少。在伤寒表邪全盛之时，中有一部见弦，或兼迟兼涩，便是夹阴之候。客邪虽盛，急需温散。汗下猛剂，咸非所宜。即非时感冒，亦宜体此。至于素有动气怔忡，寒疝脚气，种种宿病，而挟外感之邪，于浮紧数大之中，委曲搜求，弦象必隐于内，多有表邪脉紧，于紧脉之中，按之渐渐减小，纵之不甚鼓指，便当弦脉例治。于浮脉之中，按之敛直。滑脉之中，按之搏指，并当弦脉类看。于沉脉之中，按之引引，涩脉之中，按之切切，皆阴邪内伏，阳气消沉，不能调和百脉，而显弦直之状，良非客邪紧盛之兆。迨夫伤寒坏病，弦脉居多，虚劳内伤，弦常过半。所以南阳为六残贼之首推也。他如病疟寒饮一切杂病，皆有弦脉。按《金匮》云：疟脉自弦。弦数多热，弦迟多寒。弦小坚者下之差[1]，弦迟者可温之，弦紧者可发汗针灸也。浮大者可吐之，弦数者风发也，以饮食消息主之。饮脉皆弦。双弦者寒也，偏弦者饮也。弦数者有寒饮，沉弦者悬饮内痛。他如腹痛鼓胀，胃反胸痹，癥瘕畜血，中暍伤风，霍乱滞下，中气郁结，寒热痞满等病种种，皆有弦脉。总由中气少权，土败木贼所致。但

① 差：通“瘥”，病愈。

以弦少弦多，以证胃气之强弱。弦实弦虚，以证邪气之虚实。浮弦沉弦，以证表里之阴阳。寸弦尺弦，以证病气之升沉。无论所患何证，兼见何脉，但以和缓有神，不乏胃气，咸为可治。若弦而劲细，如循刀刃，弦而强直，如新张弓弦，如循长竿，如按横格，皆但弦无胃气也。所以虚劳之脉，多寸口数大，尺中弦细搏指者，皆为损脉，卢扁复生奚益哉。

缓脉者，从容和缓，不疾不徐，似迟而实未为迟。不似濡脉之指下绵软，虚脉之瞥瞥虚大，微脉之微细而濡，弱脉之细软无力也。仲景云：阳脉浮大而濡，阴脉浮大而濡，阴脉与阳脉同等者，名曰缓也。伤寒以尺寸俱微缓者，为厥阴受病。厥阴为阴尽复阳之界，故凡病后得之，咸为相宜。其太阳病，发热头痛，自汗脉浮缓者，为风伤卫证。以其自汗体疏，脉自不能紧盛也。缓为脾家之本脉，然必和缓有神，为脾气之充。若缓甚而弱，为脾气不足。

缓而滑利,则胃气冲和。昔人以浮缓为伤风,沉缓为寒湿,缓大为风虚,缓细为痹湿。又以浮缓为风中于阳,沉缓为湿中于阴。盖湿脉自缓,得风以播之,则兼浮缓;寒以束之,则兼沉缓。若中于阴,则沉细微缓,以厥阴内藏风木之气,故脉虽沉,而有微缓之象也。

洪　微[1]

洪脉者,既大且数,指下累累如连珠,如循琅玕[2],而按之稍缓。不似实脉之举按逼逼,滑脉之软滑流利,大脉之大而且长也。昔人以洪为夏脉,《内经》以钩为夏脉。遂有钩即是洪之说,以其数大而濡,按之指下委曲旁出,固可谓之曰钩。火性虚炎,所以来盛去衰,按之不实。然痰食瘀积阻碍脉道,关部常屈曲而出,此与夏脉微钩似同而实不类也。洪为火气

① 洪微:原阙,据目录补。
② 琅玕:像珠子的美石。

燔灼之候，仲景有服桂枝汤，大汗出，大烦渴不解，脉洪为温病。温病乃冬时伏气所发，发于春者为温病，发于夏者为热病。其邪伏藏于内而发出于表，脉多浮洪而混混不清，每多盛于右手。亦有动滑不常者，越人所谓行在诸经，不知何经之动也。当此不行内夺，反与解表，不至热交营度不已也？若温热时行，证显烦渴昏热，脉反沉细小弱者，阳病阴脉也；有阳热亢极而足冷尺弱者，为下虚之证，皆不可治。又屡下而热势不解，脉洪不减，谓之坏病，多不可救。洪为阳气满溢，阴气垂绝之脉。故蔼蔼如车盖者为阳结，脉浮而洪，身汗如油为肺绝，即杂病脉洪，皆火气亢甚之兆。若病后久虚，虚劳失血，泄泻脱元，而见洪盛之脉，尤非所宜。惟惛浊下贱脉多洪实，又不当以实热论也。

微脉者，似有若无，欲绝非绝，而按之稍有模糊之状。不似弱脉之小弱分明，细脉之纤细有力也。微为阳气衰微之脉，经言：寸口诸微亡阳。言诸微者，则轻取之微，重按之微，气口之微，尺中之微，皆属气虚。故所见诸证，在上则为恶寒多汗少气之患，在下则有失精脱泻少食之虞，总之与血无预。所以萦萦如蜘蛛丝者，仲景谓阳气之衰。尝见中风卒倒而脉微，暑风卒倒而脉微，皆为虚风之象，其脉多兼沉缓。若中寒卒倒而脉微，为阴邪暴逆，所以微细欲绝也。而伤寒尺寸俱微缓，为厥阴受病，病邪传至此经，不特正气之虚，邪亦向衰之际，是以俱虚。不似少阴之脉微细，但欲寐耳。详二经之脉，同一微也，而有阴尽复阳，阳去入阴之异。即太阳经病之脉微，而有发热恶寒，热多寒少。脉微为无阳者，有面有热色，邪未欲解。而脉微者有阴阳俱停，邪气不传，而脉反微者。若以微为虚象，不行攻发，何以通邪气之滞耶。必热除身安而脉微，方可为欲愈之机。若太阳证俱，而见足冷尺微，又为下焦虚寒之验，可不建其中气，而行正发汗之例乎？

紧　弱[1]

紧脉者，状如转索，按之虽实而不坚。不似弦脉之端直如弦，牢革之强直搏指也。紧为诸寒收引之象，亦有热因寒束，而烦热拘急疼痛者，如太阳寒伤营证是也，然必人迎浮紧，乃为表证之确候，若气口盛坚，又为内伤饮食之兆。《金匮》所谓脉紧头痛，风寒腹中有宿食也。仲景又云：曾为人所难，紧脉从何而来。假令亡汗若吐，以肺里寒，故令脉紧也。假令咳者坐饮冷水，故令脉紧也。假令下利，以胃中寒冷，故令脉紧也。详此三下转语，可谓曲尽紧脉为病之变端。而少阴经中，又有病人脉阴阳俱紧，反汗出者，亡阳也。此属少阴，法当咽痛而复吐利，是谓紧反入里之征验。又少阴病脉紧，至七八日下利脉暴微，手足反温，脉紧反去，为欲解

① 紧弱：原阙，据目录补。

也。虽烦，下利必自愈，此即紧去人安之互辞。辨不可下脉证中，则有脉来阴阳俱紧，恶寒发热，则脉欲厥。厥者，脉初来大，渐渐小，更来渐渐大是其候也。此亦紧反入里之互辞。因误下而阳邪内陷，欲出不出，有似厥逆进退之象。故言欲厥，脉虽变而紧状依然，非营卫离散，乍大乍小之比。而脉法中，复有寸口脉微尺脉紧，其人虚损多汗，知阴常在，绝不见阳之例。可见紧之所在，皆阳气不到之处，故有是象。夫脉按之紧如弦，直上下行者痓，若伏坚者为阴痓，总皆经脉拘急，故有此象。若脉至如转索，而强急不和，是但紧无谓气也，岂堪尚引日乎。

弱脉者，沉细而软，按之乃得，举之如无。不似微脉之按之欲绝，濡脉之按之若无，细脉之浮沉皆细也。弱为阳气衰微之候，夫浮以候阳，今浮取如无，阳衰之明验也。故伤寒首言弱为阴脉，即阳经见之，亦属阳气之衰。经言：寸口脉弱而迟，虚满不能食;寸口脉弱而缓,食卒不下,气填膈上。上二条,一属胃寒,一属脾虚,故皆主乎饮食。又形作伤寒,其脉不弦紧而弱。太阳中暍,身热疼重而脉微弱。可见脉弱无阳,必无实热之理,只宜辨析真阳之虚与胃气之虚及夏月伤冷水,水行皮中所致耳。在阴经见之,虽为合脉,然阳气衰微已极,非峻温峻补,良难春回寒谷也。惟血痹虚劳,久嗽失血,新产及老人久虚,脉宜微弱,然必弱而和滑,可卜胃气之未艾。若少壮暴病而见脉弱,咸非所宜。即血证虚证,脉弱而兼之以涩,为气血交败,其能荣爨[1]下之薪乎。

长　短[2]

长脉者,指下迢迢而过于本位,三部举按皆然。不似大脉之举之盛大,按之少力也。伤寒以尺寸俱长,为阳明受病。

---

① 爨:cuàn(窜),灶。

② 长短:原阙,据目录补。

《内经》又以长则气治，为胃家之平脉。胃为水谷之海，其经多气多血，故显有余之象。然必长而和缓，方为无病之脉。若长而浮盛，又为经邪方盛之兆。亦有病邪向愈而脉长者，仲景云：太阴中风，四肢烦疼，阳脉微，阴脉涩而长者为欲愈。盖风本阳邪，因土虚木乘，陷于太阴之经，而长脉见于微涩之中，疼热发于诸阳之本，询为欲愈之征，殊非病进之谓。且有阴气不充，而脉反上盛者，经言：寸口脉中手长者，曰足胫痛是也。此与秦越人遂上鱼为溢，遂入尺为覆，及上部有脉，下部无脉，关格吐逆，不得小便，同脉异证，不可与尺寸俱长之脉，比例而推也。

短脉者，尺寸俱短而不及本位。不似小脉之三部皆小弱不振，伏脉之一部独伏匿不前也。经云：短则气病。良由胃气阨[1]塞，不能条畅百脉，或因痰气食积，阻碍气道，所以脉见短涩促结之状。亦有阳

① 阨：ài（爱），通“隘”，狭隘。

气不充而脉短者，经谓寸口脉中手短者，曰头痛是也。仲景云：汗多重发汗，亡阳评[1]语，脉短者死，脉自和者不死。又少阴脉不至，肾气绝，为尸厥。伤寒六七日大下后，寸脉沉而迟，手足厥冷，下部脉下至，咽喉不利，唾脓血者，难治。戴同父云：短脉只当责之于尺寸，若关中见短，是上不通寸为阳绝，下不通尺为阴绝矣。曷知关部从无见短之理，昔人有以六部分隶而言者，殊失短脉之义。

大　小[2]

大脉者，应指满溢，倍于寻常。不似长脉之但长不大，洪脉之既大且数也。大脉有虚实阴阳之异，经云大则病进，是指实大而言。仲景以大则为虚者，乃盛大少力之谓。然又有下利脉大者为未止，是又以积滞未尽而言，非大则为虚之谓也。有

① 评：zhān（詹），因病在睡中说话。

② 大小：原阙，据目录补。

六脉俱大者，阴不足阳有余也。有偏大于左者，邪盛于经也。偏大于右者，热盛于内也。亦有诸脉皆小中有一部独大者，诸脉皆大中有一部独小者，便以其部断其病之虚实。且有素禀六阳，或一手偏旺偏衰者，又不当以病论也。凡大而数盛有力皆为实热。如人迎气大紧以浮者，其病益甚在外。气口微大名曰平人。其脉大坚以涩者胀，乳子中风热，喘鸣肩息者，脉实大而缓则生，急则死。乳子是指产后以乳哺子而言，非婴儿也。产后脉宜悬小，最忌实大。今证见喘鸣肩息，为邪气暴逆，又须实大而缓，方与证合。若实大急强，为邪胜正衰，去生远矣。此与乳子而病热，脉弦小，手足温则生，似乎相左，而实互相发明也。伤寒热病，谵语烦渴，脉来实大，虽剧可治。得汗后热不止，脉反实大躁疾者死。温病大热不得汗，脉大在数急强者死，细小虚涩者亦死。厥阴病下利脉大者虚也，以其强下之也。阴证反大发热，脉虚大无力，乃脉证之变，内伤元气不足。发热脉大而虚，为脉证之常。虚劳脉大，为血虚气盛。《金匮》云：男子平人脉大为劳。气有余便是火也。所以瘦人胸中多气而脉大。病久气衰而脉大，总为阴阳离绝之候，孰为大属有余，而可恣行攻伐哉。若脉见乍大乍小，为元神无主，随邪气之鼓动，可不慎而漫投汤液耶。

小脉者，三部皆小，而指下显然。不似微脉之微弱依俙[①]，细脉之微细如发，弱脉之软弱不前，短脉之首尾不及也。夫脉之小弱，虽为元气不足，若小而按之不衰，久按有力，又为实热固结之象。总由正气不充，不能鼓搏热势于外，所以隐隐略见滑热之状于内也。设小而证见热邪亢盛，则为证脉相反之兆。亦有平人六脉皆阴，或一手偏小者，若因病而脉损小，又当随所见部分而为调适，机用不可不治也。假令小弱见于人迎卫气衰也，见于气

① 俙：通“稀”，“依俙”亦作“依稀”。

口肺肾弱也，见于寸口阳不足也，见于尺内阴不足也。凡病后脉见小弱，正气虽虚，邪气亦退，故为向愈。设小而兼之以滑实伏匿，得非实热内蕴之征乎？经云：切其脉口滑小紧以沉者，病益甚在中。又云：温病大热而脉反细小，手足厥者死。，乳子而病热，脉悬小，手足温则生，寒则死，此条与乳子中风热互发。言脉虽实大不至急强，脉虽小四肢不逆，可卜胃气之未艾。若脉失冲和，阳竭四末，神丹奚济，非特主产后而言，即妊娠亦不出于是也。婴儿病赤瓣飧泄，脉小手足寒难已，脉小手足温易已。腹痛脉细小而迟者易治，坚大而急者难治。洞泄食不化，脉微小流连者生，坚急者死。谛观诸议，则病脉之逆，从可默悟矣。而显微又言：前大后小，则头痛目眩；前小后大，则胸满短气。即仲景来微去大之变辞，虚中挟实之旨，和盘托出矣。

芤濡①

芤脉者，浮大弦软，按之中空，中按虽不应指，细推仍有根气，纵指却显弦大，按之减小中空。不似虚脉之瞥瞥虚大，按之豁然无力也。芤为血虚不能濡气，故虚大如芤，然其中必显弦象。刘三点以为绝类慈葱，殊失弦大而按之减小中空之义。盖虚则阳气失职，芤则经络中空。所以有虚濡无力，弦大中空之异。仲景云：脉弦而大，弦则为减，大则为芤，减则为寒，芤则为虚。虚寒相搏，此名为革。革则胃气告匮，而弦强搏指，按之无根，非芤脉中空之比。按太阳病有脉浮而紧，按之反芤，本虚战汗而解者，暑病有弦细芤迟，血分受伤者，为失血之本脉。经云：脉至如搏，血温身热者死。详如搏二字，即是弦大而按之则减也。又云：脉来悬钩浮为常脉。言浮而中空，按之旁至，似乎微曲之状，虽有

① 芤濡：原阙，据目录补。

瘀积阻滞，而指下柔和，是知尚有胃气，故为失血之常脉。若弦强搏指，而血温身热，为真阴槁竭，必死何疑？凡血脱脉芤，而有一部独弦，或带结促涩滞者，此为阴气不到，中挟阴邪之兆，是即瘀血所结处也。所以芤脉须辨一部两部或一手两手，而与攻补方为合法。

濡脉者，虚软少力，应指虚细，如絮浮水面，轻手乍来，重手乍去。不似虚脉之虚大无力，微脉之微细如丝，弱脉之沉细软弱也。濡为胃气不充之象，故内伤虚劳，泄泻少食，自汗喘乏，精伤痿弱之人，脉虽濡软乏力，犹堪峻补峻温。不似阴虚脱血，纯见细数弦强，欲求濡弱，绝不可得也。盖濡脉之浮软，与虚脉相类，但虚则浮大，而濡则小弱也。濡脉之细小，与弱脉相类，但弱在沉分，而濡在浮分也。濡脉之软弱，与微脉相类，但微则欲绝，而濡则力微也。濡脉之无力，与散脉相类，但散则从大而按之则无，濡则从小而渐至无力也。夫从小而渐至无力，气虽不充，血犹未败。从大而按之即无，则气无所统，血已伤残，阴阳离散，将何所恃，而可望其生乎？以此言之，则濡之与散，不啻霄壤矣。

动　　伏[1]

动脉者，厥厥动摇，指下滑数如珠，见于关上，不似滑脉之诸部皆滑数流利也。动为阴阳相搏之候，阳动则汗出，阴动则发热，是指人迎气口而言。然多有阴虚发热之脉，动于尺内。阳虚自汗之脉，动于寸口者。所谓虚者则动，邪之所凑，其气必虚。《金匮》有云：脉动而弱，动则为惊，弱则为悸。因其虚而旺气乘之。惟伤寒以大浮数动滑为阳，是专主邪热相搏而言，非虚劳体痛，便溺崩淋脉动之比。而妇人尺脉动甚，为有子之象。经云：阴搏阳别，谓之有子。又云：妇人手少阴脉动

① 动伏：原阙，据目录补。

甚者，妊子也。以肾藏精，心主血。故二处脉动皆为有子。辨之之法，昔人皆以左大顺男，右大顺女为言。然妊娠之脉，往往有素禀一手偏大偏小者，莫若以寸动为男，尺动为女，最为有据。

伏脉者，隐于筋下，轻取不得，重按涩难，委曲求之，附着于骨。而有三部皆伏，一部独伏之异。不似短脉之尺寸短缩而中部显然，沉脉之三部皆沉而按之即得也。伏脉之病，最为叵测。长沙有趺阳脉不出，脾不上下，身冷肤硬，少阴脉不至，令身不仁此为尸厥等例。详伏为阴阳潜伏之候，有邪伏幽隐而脉伏不出者，虽与短脉之象有别，而气血涩滞之义则一。故关格吐逆，不得小便之脉，非偏大倍常，即偏小隐伏，越人所谓：上部有脉，下部无脉是也。凡气郁血结久痛，及疝瘕留饮，水气宿食，霍乱吐利等脉，每多沉伏，皆经脉阻滞，营卫不通之故。所以妊娠恶阻，常有伏匿之脉，此又脉证之变耳。在伤寒失于表散，邪气不得发越，而六脉俱伏者，急宜发汗，而脉自复。刘元宾曰：伏脉不可发汗，谓其非表脉也。而洁古又言：当以麻黄附子细辛汤发之。临病适宜，各有权度，不可执一。若六七日烦扰不宁，邪正交并而脉伏者，又为战汗之兆。如久旱将雨，六合阴晦，雨过庶物皆苏也。不可以伏为阴脉，误投辛热，顷刻昆仑飞焰矣。

细　疾①

细脉者，往来如发而指下显然。不似微脉之微弱模糊也。细为阳气衰弱之候，伤寒以尺寸俱沉细为太阴受病。太阴职司敷化之权，今为热邪所传，营行之气，不能条畅百脉，所以尺寸皆沉细，不独太阴为然。即少阴之脉，亦多沉细。故仲景有少阴病，脉沉细数，不可发汗之禁。此皆外阴内阳，非若严冬卒中暴寒，盛夏暑风卒倒，内外皆阴之比。《内经》细脉诸条，

① 细疾：原阙，据目录补。

如细则少气，脉来细而附骨者积也，尺寒脉细谓之后泄，头痛脉细而缓为中湿种种，皆阴邪之证验。所以胃虚少食，冷涎泛逆，便泄腹痛，湿痹脚软，自汗失精，皆有细脉。但以兼浮兼沉，在尺在寸，分别而为裁决。如平人脉来细弱，皆忧思过度，内戕真元所致。若形盛脉细，少气不足以息，及病热脉细，神昏不能自持，皆脉不应病之候，不可以寻常虚细论也。

疾脉者，呼吸之间，脉七八至，虽急疾而不实大，不似洪脉之既大且数，却无躁疾之形也。疾脉有阴阳寒热真假之异。如疾而按之益坚，乃亢阳无制，真阴垂绝之候；若疾而按之不鼓，又为阴邪暴虐，虚阳发露之征。尝考先辈治按，有伤寒面赤目赤，烦渴引饮而不能咽，东垣以姜附人参汗之而愈；又伤寒畜热内盛，阳厥极深，脉疾至七八至以上，人皆误认阴毒，守真以黄连解毒治之而安。斯皆证治之明验也。凡温病大热躁渴，初时脉小，至五六日后，脉来躁疾大，颧发赤者死，谓其阴绝也。躁疾皆为火象，《内经》有云：其有躁者在手，言手少阴厥阴二经俱属于火也。阴毒身如被杖，六脉沉细而疾，灸之不温者死，谓其阳绝也。然亦有热毒人于阴分，而为阴毒者，脉必疾盛有力，不似阴寒之毒，虽疾而弦细乏力也。虚劳喘促声嘶，脉来数疾无伦，名曰行尸，《金匮》谓之厥阳独行。此真阴竭于下，孤阳亢于上也。惟疾而不躁，按之稍缓，方为热证之正脉。脉法所谓：疾而洪大苦烦满，疾而沉细腹中痛。疾而不大不小虽困可治，其有大小者难治也。至若脉至如喘，脉至如数，得之暴厥暴惊者，待其气复自平。迨夫脉至浮合，浮合如数，一息十至以上，较之六数七疾八极更甚，得非虚阳外骛之兆乎？

牢　革①

牢脉者，弦大而长，举之减小，按之实强，如弦缕之状。不似实脉之滑实流利，伏脉之匿伏涩难，革脉之按之中空也。叔微云：牢则病气牢固，在虚证绝无此脉。惟湿痉拘急，寒疝暴逆，坚积内伏乃有是脉。历考诸方，不出辛热开结，甘温助阳之治，庶有克敌之功。虽然固垒在前，攻守非细，设更加以食填中土，大气不得流转，变故在于须臾，可不为之密察乎？若以牢为内实，不问所以，而妄行迅扫，能无实实虚之咎哉！大抵牢为坚积内著，胃气竭绝，故诸家异为危殆之象云。

革脉者，弦大而数，浮取强直，重按中空，如鼓皮之状。不似紧脉之按劈劈，弦脉之按不移，牢脉之按之益坚也。婴宁生曰：革乃变革之象，虽失常度，而按之中空，未为真藏。故仲景厥阴例中，有下利

① 牢革：原阙，据目录补。

肠鸣脉浮革者，主以当归四逆汤。得非风行木末，扰动根株之候乎？又云：妇人则半产漏下，男子则亡血失精。《金匮》半产漏下，主以旋覆花汤。得非血室伤惫，中有瘀结未尽之治乎？其男子亡血失精，独无主治。云岐补以十全大补，得非极劳伤精，填补其空之谓乎？是以长沙直以寒虚相搏例之，惟其寒，故柔和之气失焉；惟其虚，故中空之象见焉。岂以革浮属表，不顾肾气之内惫乎？

促　结①

促脉者，往来数疾中忽一止，复来。不似结脉之迟缓，中有止歇也。促为阳邪内陷之象。经云：寸口脉中手上击者，曰肩背痛。观上击二字，则脉来搏指，热盛于经之义，朗然心目矣。而仲景太阳例，有下之后脉促胸满者，有下之利遂不止而脉促者，有下之脉促不结胸者，有脉促手

① 促结：原阙，据目录补。

足厥冷者，上四条，一为表邪未尽，一为并入阳明，一为邪去欲解，一为传次厥阴，总以促为阳盛，里不服邪之明验。虽证见厥逆，只宜用灸以通阳，不宜四逆以回阳。明非虚寒之理，具见言外。所以温热发斑，瘀血发狂，及痰食凝滞，暴怒气逆，皆令脉促。设中虚无凝，必无歇止之脉也。

结脉者，指下迟缓中频见歇止，而少顷复来。不似代脉之动止不能自还也。结为阴邪固结之象，越人云：结甚则积甚，结微则气微。言结而少力，为正气本衰，虽有积聚，脉结亦不甚也。而仲景有伤寒汗下不解，脉结代，心动悸者；有太阳病身黄脉沉结，少腹硬满，小便不利为无血者。一为津衰邪结，一为热结膀胱，皆虚中挟邪之候。凡寒饮死血，吐利腹痛，癫痫虫积等气郁不调之病，多有结脉暴见。即宜辛温扶正，略兼散结开痰，脉结自退。尝见二三十至内有一至接续不上，每次皆然，而指下虚微，不似结促之状，此元气骤脱之故，峻用温补自复。如补益不应，终见危殆。若久病见此，尤非合脉。夫脉之歇止不常，须详指下有力无力，结之频与不频。若十余至，或二三十至一歇，而纵指续续，重按频见，前后至数不齐者，皆经脉窒碍，阴阳偏阻所致。盖阳盛则促，阴盛则结，所以仲景皆为病脉。

代　　散①

代脉者，动而中止，不能自还，因而复动，名曰代阴。不似促结之虽见歇止，而复来有力也。代为元气不续之象，经云：代则气衰。在病后见之，未为死候。若气血骤损，元神不续，或七情太过，或颠仆重伤，或风家痛家，脉见止代，只为病脉。伤寒家有心悸脉代者，腹痛心疼，有结涩止代不匀者，凡有痛之脉止歇，乃气血阻滞而然，不可以为准则也。若不因病而脉见止代，是一藏无气，他藏代之，真危人之兆

① 代散：原阙，据目录补。

也。即因病脉代，亦须至数不匀者，犹或可生。若不满数至一代，每次皆如数而止，此必难治。经谓：五十动不一代者，以为常也，以知五藏之期。予之短期者，乍疏乍数也。又云：数动一代者，病在阳之脉也。此则阳气竭尽，无余之脉耳。所以或如雀啄，或如屋漏，或如弦绝，皆真代脉，见之生理绝矣。惟妊娠恶阻，呕逆最剧者，恒见代脉，谷入既少，气血尽并于胎息，是以脉气不能接续。然在二三月时有之，若至四月，胎已成形，当无歇止之脉矣。

散脉者，举之浮散，按之则无，去来不明，漫无根蒂。不似虚脉之重按虽虚，而不至于散漫也。散为元气离散之象，故伤寒咳逆上气，其脉散者死，谓其形损故也。可知散脉为必死之候，然形象不一，或如吹毛，或如散叶，或如悬雍，或如羹上肥，或如火薪然，皆真散脉。见之必死，非虚大之比。经曰：代散则死。若病后大邪去而热退身安，泄利止而浆粥入胃，或有可生者，又不当以概论也。古人以代散为必死者，盖散为肾败之应，代为脾绝之兆。肾脉本沉，而散脉按之不可得见，是先天资始之根本绝也。脾脉主信，而代脉去来必愆其期，是后天资生之根本绝也。故二脉独见，均为危亡之候。而二脉交见，尤为必死之征。

清　浊[1]

清脉者，轻清缓滑，流利有神，似小弱而非微细之形。不似虚脉之不胜寻按，微脉之软弱依俙，缓脉之阿阿迟纵，弱脉之沉细软弱也。清为气血平调之候，经云：受气者清。平人脉清虚和缓，生无险阻之虞。如左手清虚和缓，定主清贵仁慈。若清虚流利者，有刚决权变也。清虚中有一种弦小坚实，其人必机械峻刻。右手脉清虚和缓，定然富厚安闲。若清虚流利，则

① 清浊：原阙，据目录补。

富而好礼。清虚中有种枯涩少神,其人虽丰,目下必不适意。寸口清虚,洵为名裔,又主聪慧。尺脉清虚,端获良嗣,亦为寿征。若寸关俱清,而尺中蹇涩,或偏小偏大,皆主晚景不丰,及艰子嗣。似清虚而按之滑盛者,此清中带浊,外廉内贪之应也。若有病而脉清楚,虽剧无害。清虚少神,即宜温补,以助真元。若其人脉素清虚,虽有客邪壮热,脉亦不能鼓盛,不可以为证实脉虚,而失于攻发也。

浊脉者,重浊洪盛,腾涌满指,浮沉滑实用力。不似洪脉之按之软阔,实脉之举之减小,滑脉之往来流利,紧脉之转索无常也。浊为禀赋昏浊之象,经云:受谷者浊。平人脉重浊洪盛,垂老不得安闲[①]。如左手重浊,定属污下;右手重浊,可卜庸愚;寸口重浊,家世卑微;尺脉重浊,子姓卤莽。若重浊中有种滑利之象,家道富绕。浊而兼得蹇涩之状,或偏盛偏衰,不

① 闲:原误作“间”。据上海书局本改。

享安康，又主夭枉。似重浊而按之和缓，此浊中兼清，外圆内方之应也。大约力役劳勚之人，动彻劳其筋骨，脉之重浊势所必然。至于市井之徒，拱手曳裾，脉之重浊者，此非天性使然欤。若平素不甚重浊，因病鼓盛者，急宜攻发，以开泄其邪。若平昔重浊，因病而得蹇涩之脉，此气血凝滞，痰涎胶固之兆，不当以平时涩浊论也。

口　　问一十二则

问三焦命门脉[①]

门人问曰：读师传诸义，发智慧光，如大火聚，扫却胸中无限阴霾矣。但某等根器疏陋，尚有积疑水泮。如三焦命门，各有岐说，未获定鉴，愿师垂诲真铨，以破学人之惑。答曰：夫所谓命门者，即三焦真火之别名也。以其职司腐熟之令，故谓之焦。经谓中精之府，言其所主精气也。又云上焦如雾，中焦中沤，下焦如渎者，言其气化之象也。岐伯曰：寸以射上焦，关以射中焦，尺以射下焦，此言三焦之脉位也。射者自下而射于上，其脉即分属寸关尺。凡鼓动之机，靡不本诸三焦。则知六部之中，部部不离三焦之气也。三焦为真火之

① 问三焦命门脉：原阙，据目录补。

源，故有命门之号。《难经》独以右尺当之，而《脉诀》复有男女左右之分。男以精气为主，故右尺为命门；女以精血为主，故左尺为命门。是命门之诊，尤重在乎尺内也。三焦鼎峙两肾之间，为水中之火，既济阴阳。赵氏所谓：天非此火不能生物，人非此火不能有生，为性命之主宰，故曰命门。越人谓其有名无形者，以火即气，气本无形，非若精津血液之各有其质也。以气化为无形则可，以三焦为无形则不可。《灵枢·本藏》云：肾应骨，密理厚皮者，三焦膀胱厚；粗理薄皮者，三焦膀胱薄；疏腠理者，三焦膀胱急；毫毛美而粗者，三焦膀胱直；稀毫者，三焦膀胱结也。详此明言厚薄急结之状，讵可谓之无形乎？

问神门脉①

复问神门为心经之动脉，而王氏又

① 问神门脉：原阙，据目录补。

云：神门决断，两在关后者，是指尺中肾脉而言，其故何也？答曰：神门之脉有二，如前所言，神门即是命门，命门即是三焦，属于七节之上，故于尺中求之，以尺为六脉之根也。越人云：人之有尺，譬如树之有根。水为天一之元，先天之命根也。若肾脉独败，是无根矣。此与诸脉之重按有力为有根，脉象迥异，而为肾气之所司则一也。如虚浮无根，是有表无里，孤阳岂能独存乎？若尺内重按无根，不独先天肾水之竭，亦为后天不足之征。仲景所谓：营气不足，血少故也。脉微所云：是指心经动脉而言。按《气交变论》中岁水太过一节，内有神门绝者死不治，言水胜而火绝也。其穴在掌后兑骨之端，即如人迎与气口并称，皆主关前一分而言。其穴在喉之两旁，乃足阳明之动脉。能于是处求诸经之盛衰乎？可知神门二说，各有主见，各有至理。不可附会牵合而致疑殆也。

问冲阳太溪脉[1]

问冲阳太溪，皆足之动脉。每见时师求之于垂毙之时，验乎不验乎？答曰：是即仲景趺阳少阴也。尝闻气口成寸，以决死生，未尝决之于二处也。仲景以此本属胃与肾脉，虽变其名，仍当气口尺中诊之。脉法以寸口趺阳少阴三者并列而论，是即寸关尺三部之别号，但未明言其故耳。喻嘉言释仲景平脉首条云：条中明说三部，即后面趺阳少阴，俱指关而言。然何以止言趺阳少阴？盖两寸关主乎上焦，营卫之所司，不能偏于轻重，故言寸口。两关主乎中焦，脾胃之所司，宜重在右，故言趺阳。两尺主乎下焦，宜重在左，故言少阴。此先得我心之所同然，况二处动脉，仅可求其绝与不绝，断不能推原某脉主某病也。设闺中处子，而欲按其足上之脉，殊为未便。

---

① 问冲阳太溪脉：原阙，据目录补。

问反关脉①

昔人所云:反关之脉,但言脉位之异,未审所见之脉。与平常之人可例推乎,抑别有所异乎?答曰:凡脉之反关者,皆由脉道阻碍,故易位而见,自不能条畅如平常之脉也。其反关之因,各有不同,而反关之状,亦自不一。有胎息中惊恐颠仆而反关者,有襁褓束缚致损而反关者,有幼时跌仆②。动经而反关者,有龆龀③痈积伐肝太过,目连劄④而左手偏小,有似反关者,有大惊丧志,死绝复苏而反关者,有一手反关者,有两手反关者,有从关斜走至寸而反关者,有反于内侧,近大陵而上者,有六部原有如丝,而阳溪列缺别有一脉,大于正位者,有平时正取侧取俱无,覆手

① 同反关脉:原阙,据目录补。

② 仆:原误作“蹼”。据文义改。

③ 龆龀:tiáo chèn(条趁),同“髫龀”。指童年。

④ 劄:zhá(札),通“眨”。

取之而得者，有因病而正取无脉，覆手诊之乃得者，总皆阴阳伏匿之象。有伤寒欲作战汗，脉伏而误认反关者。大抵反关之脉，沉细不及，十常八九；坚强太过者，十无二三。欲求适中之道，卒不易得也。亦有诸部皆细小不振，中有一粒如珠者，此经脉阻结于其处之状。故其脉较平人细小者为反关之常，较平人反大者绝少。不可以为指下变异，谓之怪脉也。凡遇反关殊异平常之脉，须细询其较之平时稍大，即为邪盛。比之平时愈小，即为气衰。更以所见诸证参之。

问人迎气口脉[1]

门人问曰：人迎主表，气口主里，东垣《内外伤辨》言之详矣。而盛启东又以新病之死生，系乎右手之关脉；宿病之死生，主乎左手之关尺。斯意某所未达，愿闻其义云何？答言：病有新久，证有逆顺。新

① 问人迎气口脉：原阙，据目录补。

病谷气犹存，胃脉自应和缓。即或因邪鼓大，因虚减小，然须至数分明，按之有力，不至浊乱。再参语言清爽，饮食知味，胃气无伤，虽剧可治。如脉至浊乱，至数不明，神昏语错，病气不安，此为神识无主，苟非大邪瞑眩，岂宜见此。经云：脉浮而滑，谓之新病；脉小以涩，谓之久病。故新病而一时形脱者死，不语者亦死。口开眼合，手撒喘汗遗尿者，俱不可治。新病虽各部脉脱，中部独存者，是为胃气，治之必愈；久病而左手关尺软弱，按之有神，可卜精血之未艾，他部虽危，治之可生。若尺中弦紧急数，按之搏指，或细小脱绝者，法在不治，盖缘病久胃气向衰，又当求其尺脉为先天之根气也。启东又云：诊得浮脉，要尺内有力，为先天肾水可恃，发表无虞；诊得沉脉，要右关有力，为后天脾胃可凭，攻下无虞。此与前说互相发明，言虽异而理不殊也。

问初诊久按不同说[1]

问脉有下指浮大，按久索然者，有下指濡软，按久搏指者，有下指微弦，按久和缓者，何也？答曰：夫诊客邪暴病，应指浮象可证。若切虚羸久病，当以根气为本。如下指浮大，按久索然者，正气大虚之象，无问暴病久病，虽证显灼热烦扰，皆正衰不能自主，随虚阳发露于外也。下指濡软，久按搏指者，里病表和之象，非藏气受伤，则坚积内伏。不可以脉沉，误认为虚寒也。下指微弦，按久和缓者，久病向安之象，气血虽殆，而藏气未败也。然多有证变多端，而脉渐小弱，指下微和，似有可愈之机者，此元气与病气俱脱，反无病象发现，乃脉不应病之候，非小则病退之比。大抵病人之脉，初下指虽见乏力，或弦细不和，按至十余至渐和者，必能收功。若下指似和，按久微涩，不能应指，或渐觉弦

① 问初诊久按不同说：原阙，据目录补。

硬者，必难取效。设病虽牵缠，而饮食渐进，便溺自调，又为胃气渐复之兆。经云：安谷者昌。浆粥入胃，则虚者活，此其候也。

问病同脉异等治[1]

问有病同而脉异，病异而脉同，病同而治异，病异而治同，何也？答曰：夫所谓病同而脉异者，人在气交之中，所感六淫七情，八风九气，一时之病，大率相类。故所见之证，亦多相类。而人之所禀，各有偏旺偏衰之不同，且有内戕神志，外役肢体，种种悬殊，脉象岂能如一。如失血证，脉有浮大而芤者，有小弱而数者，伤胃及藏之不同也。气虚证有气口虚大而涩者，有气口细小而弱者，劳伤脱泄之不同也。病异而脉同者，内伤夹外感，阳证夹阴寒，虚中有实结，新邪挟旧邪，表里交错，为患不一。而脉之所现，不离阴阳寒热虚实之

① 问病同脉异等治：原阙，据目录补。

机，其细微见证，安得尽显于指下哉？如太阳中风，瘫痪不仁，脉皆浮缓，一为暴感之邪，一为久虚之病。虚劳骨蒸，病疟寒热，关尺皆弦紧，一为肾藏阳虚，一为少阳邪盛，可不互参脉证，一概混治乎？病同而治异者，风气之病，时气之病，疟利之病，内伤虚劳之病，初起见证，往往相似，而人之所禀，各有贞脆，且有多火多痰多气。平时之资质既殊，病中之调治自异。如《金匮》之短气有微饮者，从小便去之，苓桂术甘汤主之，肾气丸亦主之。消渴小便不利，蒲灰散主之，滑石白鱼散，茯苓戎盐汤并主之。若治病不求其本，不问脉证之真象假象，但见病医病，殊失逆从反正之旨矣。病异而治同者，所见之证虽异，总不外乎邪正之虚实。如伤寒尺中脉迟之营气不足，阳邪内陷之腹中痛，虚劳里急之悸衄失精，并宜小建中汤。伏气郁发之热病，太阳中热之暍病，并宜白虎汤。寒疝之腹急胁急，产后之腹中疠痛，并宜当归生姜羊肉汤。岂以一方主治一病，而不达权变之用哉。

问节庵从脉从证等治[1]

问古人治例，有从证不从脉，从脉不从证，一病而治各不同，或愈或不愈者，其故何也？答曰：此节庵先生以南阳治例下一注脚也，惜乎有所未尽耳。盖从证从脉，各有其方。如脉浮为表，治宜汗之，然亦有宜下者。仲景云：脉浮而大，心下反硬，有热属藏者，攻之，不令发汗。脉沉为里，治宜下之，然亦有宜汗者。如少阴病始得之，反发热脉沉者，麻黄附子细辛汤汗之，脉促为阳盛，当用苓葛清之。若脉促厥冷，非灸百会以通其阳不可，此非促为阳盛也。脉迟为寒，当用姜附温之。若阳明病脉迟，不恶寒，身体濈然汗出，则用大承气，又非迟为明寒也。此皆不从脉之治，以其证急也。又如表证汗之，乃常法

① 问节庵从脉从证等治：原阙，据目录补。

也。仲景云：病发热头痛，脉反沉身体痛，当温之，宜四逆汤。里证下之，亦其常也。日晡发热者属阳明，脉浮虚者宜发汗，用桂枝汤，结胸证俱当与陷胸下之，脉浮大者不可下，当与桂枝人参汤温之。身体疼痛，当以麻桂汗之，然尺中脉迟者不可汗，当与小建中汤和之。此皆不从证治，以其脉虚也。一病而治各不同，或愈或不愈者，良由不明受病之故。尝考《内经》多有同一见证，而所受之经各别，所见之脉迥殊，其可执一例治乎？况医有工拙，病有标本。假令正气有权之人，无论治本治标，但得药力开发病气，元神自复。若正气本虚之人，反现假证假脉，而与苦寒伐根之药，变证莫测矣。故凡治邪气暴疟，正气骤脱之病，制方宜猛。盖暴邪势在急追，骤虚法当峻补。若虚邪久淹，羸弱久困之病，不但制方宜缓，稍关物议之味，咸须远之。是以巨室贵显之家，一有危疑之证，则遍邀名下相商。补泻杂陈之际，不可独出己见，而违众处方，即不获已，亦须平淡为主。倘病在危逆慎勿贪功奏技，以招铄金之谤也。

问《内经》有阴阳说①

客问《内经·阴阳别论》所言：二阳之病发心脾，三阳为病发寒热，一阳发病少气，诸例俱论脉法之阴阳，王太仆误作经脉注解。观其提纲，悉从脉有阴阳一句而来，次言知阳者知阴，知阴者知阳。凡阳有五，五五二十五阳，即仲景大浮数动滑为阳。以五藏之脉，各有大浮数动滑，是为五五二十五阳也。不言五五二十五阴者，先言知阳者知阴，则沉涩弱弦微之阴，可不言而喻也。答曰：读书虽要认定提纲，一气贯彻，然中间转折，尤宜活看，不可执着。盖脉有阴阳句，岐伯原是答黄帝人有四经十二从等问，所言凡阳有五，五五二十五阳，是言五藏之阳气，应时鼓动

① 问《内经》有阴阳说：原阙，据目录补。

于脉，五五相乘，为二十五阳。与《玉机真藏》之故病有五，五五二十五变，异名同类。夫脉法之阴阳，原不离乎经脉之阴阳，况下文所言，三阳在头，三阴在手，得非明言经脉阴阳之确据乎？若以脉有阴阳为通篇之提纲，皆附会于脉，未免支离牵强，殊失先圣立言之旨矣。曷知《阴阳别论》，原从《阴阳应象》《阴阳离合》，鱼贯而下，皆论经脉之阴阳，又为提纲中之挈领，可不体会其全，妄讥先辈乎？

问长沙高章纲惵[1]卑损脉法[2]

旅泊苕溪，偶检嘉言先生仲景脉法解，坐有同人谓石顽曰：夫脉之显著共闻者，尚且指下难明，况乎险奥幽微，人所共昧。如高章纲惵卑损之脉，既非恒有之象。何长沙博采古训，以眩耳目，喻子曲为释辞，以夸博识乎？答曰：此古圣至微

① 惵：dié（碟），危惧。

② 问长沙高章纲惵卑损脉法：原阙，据目录补。

至显之的诀，不能昧藏于密，一时为之阐发，岂故为诡异，以欺后世耶。其所谓纲者，诸邪有余之纲领。损者，诸虚积渐之损伤。恐人难于聆悟，乃以高章惵卑四字，体贴营卫之盛衰。虽六者并举，而其所主，实在纲损二脉也。以其辞简义深，未由窥测，喻子独出内照，发明其义。惜乎！但知高章为高章取象，惵卑为惵卑措辞，不知高章为纲脉之纪，惵卑为损脉之基耳。盖高者，自尺内上溢于寸，指下涌涌，既浮且大，而按之不衰，以卫出下焦，行胃上口至手太阴，故寸口盛满，因以高字名之。章者，自筋骨外显于关，应指逼逼，既动且滑，而按之益坚，以营出中焦，亦并胃口而出上焦，故寸关实满，因以章字目之。纲者，高章兼该之象，故为相搏，搏则邪正交攻，脉来数盛，直以纲字揭之。惵者，寸口微滑，而按之软弱，举指瞥瞥，似数而仍力微，以卫气主表，表虚不能胜邪，故有似乎心中怵惕之状，因以惵字喻之。卑者，诸脉皆不应指，常兼沉涩之形，而按之隐隐，似伏而且涩难，以营气主里，里虚则阳气不振，故脉不显，有似妾妇之卑屑不能自主，故以卑字譬之。损者，惵卑交参之谓，故为相搏，搏则邪正俱殆，脉转衰微，直以损字呼之。而损脉之下，复有迟缓沉三者，言阿阿徐缓，而按之沉实，为营卫俱和，阴阳相抱之象。不过借此以显高章等脉，大都高章纲惵卑损之脉，皆从六残贼来。其浮滑之脉，气多上升而至于高；弦紧之脉，邪必外盛而至于章；沉涩之脉，阳常内陷而至于卑。非阴寒脉沉不传他经之比。凡此六者，能为诸脉作病，故谓残贼。纵邪气盛满，而汗下克削太过，皆能致虚。虚则脉来惵惵，按之力微，逮所必至。至于高章相搏，未有不数盛者；惵卑相搏，未有不弦劲者。所以沉伏之中，尺内时见弦细搏指，则为损脉来至，必难治也。详高惵之脉，往往见于寸口，章脉每多显于趺阳，卑脉恒于少阴见之。

然惵卑之脉，寸口趺阳未尝不有也。高章之脉，尺内少阴从未一见耳。观后寸口趺阳少阴诸条，皆言高章惵卑之病，其阴阳死生之大端，端不出大浮数动滑为阳，沉涩弱弦微为阴之总纲。以其非专言伤寒脉法，故长沙另缉平脉法篇，隶诸辨脉法下。由是昔余诠释缵论，略未之及，兹因同人下问，不觉为之饶舌。

问辨声色法①

或问医以声色之辨，为神圣妙用，而审切反居其次，何也？答曰：夫色者神之华。声者气之发。神气为生阳之征验，在诊察之际，不待问而阴阳虚实之机，先见于耳目间矣。予于伤寒绪论言之颇详，姑以大略陈之。色贵明润，不欲沉夭。凡暴感客邪之色，不妨昏浊壅滞。病久气虚，只宜瘦削清癯。若病邪方锐而清白少神，虚羸久困而妩媚鲜泽，咸非正色。五色之

① 问辨声色法：原阙，据目录补。

中，青黑黯惨，无论病之新久，总属阳气不振。惟黄色见于面目，而不至索泽者，皆为向愈之候。若眼胞上下如烟煤者，寒痰也。眼黑颊赤者，热痰也。眼黑而行步艰难呻吟者，痰饮入骨也。眼黑而面带土色，四肢痿痹，屈伸不便者，风痰也。病人见黄色光泽者，为有胃气，不死。干黄者，为津液之槁，多凶。目睛黄者，非瘅即衄。目黄大烦为病进。平人黑气起于口鼻耳目者危。若赤色见于两颧，黑气出于神庭，乃大气人于心肾，暴亡之兆也。至于声者，虽出肺胃，实发丹田。其轻清重浊，虽由基始，要以不异平时为吉。如病剧而声音清朗如常者，形病气不病也。始病即气壅声浊者，邪干清道也。病未久而语声不续者，其人中气本虚也。脉之呻者，病也。言迟者，风也。多言者，火之用事也。声如从室中言者，中气之湿也。言而微，终日乃复言者，正气之夺也。衣被不敛，言语善恶不避亲疏者，神明之乱也。出言懒怯,先重后轻者,内伤元气也。出言壮厉,先轻后重者,外感客邪也。攒眉呻吟者,头痛也。噫气以手抚心者,中脘痛也。呻吟不能转身,坐而下一脚者,腰痛也。摇头以手扪腮者,齿颊痛也。呻吟不能行步者,腰脚痛也。诊时吁气者,郁结也。摇头言者,里痛也。形羸哑者,劳瘵,咽中有肺花疮也。暴哑者,风痰伏火,或怒喊哀号所致也。语言蹇涩者,风痰也。诊时独言独语,不知首尾者,思虑伤神也。伤寒坏病,声哑唇口有疮者,狐惑也。平人无寒热,短气不足以息者,痰火也。声色之诊最繁,无庸琐述以混耳目。

问脉沉温补转剧治法[1]

门人问曰:尝闻肥人之脉宜沉,肾肝之脉宜沉,冬月之脉宜沉。于此有人年盛体丰,冬时腰痛不能转侧,怯然少气,足膝常逆,证脉皆寒,与肾气丸不应,转增寒热

① 问脉沉温补转剧治法:原阙,据目录补。

喘满，何也？答曰：不在证治也。夫肥人之脉沉者，湿伤血脉也。腰痛不能转侧者，湿滞轻络也。怯然少气者，湿干肺胃也。足膝常逆者，湿遏阳气，不能旁达四末也。法当损气以助流动之势，则痛者止，而逆者温。反与滋腻养营之药，则痰湿愈壅，经络不能条畅，而寒热喘满，势所必至也。昔有朔客，初至吴会，相邀诊视。时当夏月，裸坐盘飧倍于常人，而形伟气壮，热汗淋漓于头项间，诊时不言所以，切其六部沉实，不似有病之脉，惟两寸略显微数之象，但切其左则以右掌抵额，切其右则易左掌抵额，知为肥盛多湿，夏暑久在舟中，时火鼓激其痰于上而为眩晕也。询之果然，因与导痰清湿而安。设不察所苦，但以脉沉求其病之所属，失之远矣。医之手眼，可不临机活泼乎。

逆　　顺

诊切之要，逆顺为宝。若逆顺不明，阴阳虚实死生不别也。故南阳先师，首言伤寒阴病见阳脉者生，阳病见阴脉者死。即此一语，可以推卒病之逆顺，亦可广诸病之死生，一着先机，至微至显。奈何先辈专守王氏之绳墨，不达至圣之璇玑。以至脉学之言，愈阐愈昧；求脉之道，愈趋愈蹶，良由不解活法推源之故。因是汇辑逆顺诸例，庶学者披卷晓然，虽以死生并列，而逆证尤不可忽。如伤寒未得汗，脉浮大为阳易已，沉小为阴难已。伤寒已得汗，脉沉小安静为顺，浮大躁疾者逆。然多有发热头痛，而足冷阳缩，尺中迟弱，可用建中和之者；亦有得汗不解，脉浮而大，心下反硬，合用承气攻之者；更有阴尽复阳，厥愈足温，而脉续浮者。苟非深入南阳之室，恶能及此。迨夫温病热病，热邪亢盛虽同，绝无浮紧之脉。观《内经》所云：热病已得汗而脉尚盛躁，此阴脉之极也，死；其得汗而脉静者。生。热病脉尚盛躁而不得汗者，此阳脉之极也，死；脉盛躁得汗静者，生。他如温病穰穰大热，脉数盛者生，细小者死。热病汗下后，脉不衰反躁疾，名阴阳交者死。历参温热诸病，总以数盛有力为顺，细小无力为逆，得汗后脉不衰反盛躁尤逆也。至于时行疫疠，天行大头，咸以脉数盛滑利为顺，沉细虚涩为逆。然湿土之邪内伏，每多左手弦小，右手数盛者，总以辛凉内夺为顺，辛热外散为逆。当知温热时疫，皆热邪内蕴而发，若与表散，如炉冶得鼓铸之力耳。然疫疠虽多，人迎不振，设加之以下利足冷，又未可轻许以治也。故昔人有阴阳俱紧，头痛身热而下利足冷者死，谓其下虚也。至若温毒发斑，谵语发狂等证总以脉实便闭为可治，脉虚便滑者难治。若斑色紫黑如果实靥，虽便闭能食，便通即随之而逝矣。

其狂妄躁渴，昏不知人，下后加呃逆者，此阳去入阴，终不可救。卒中风口噤，脉缓弱为顺，急实大数者逆。中风不仁痿躄不遂，脉虚濡缓为顺，坚急疾者逆。中风遗尿盗汗，脉缓弱为顺，数盛者逆。中风便溺阻涩，脉滑实为顺，虚涩者逆。中寒卒倒，脉沉伏为顺，虚大者逆。中暑自汗喘乏，腹满遗尿，脉虚弱为顺，躁疾者逆。暑风卒倒，脉微弱为顺，散大者逆。大抵卒中天地之气，无论中风中寒中暑中暍，总以细小流连为顺，数实坚大为逆，散大涩艰尤非所宜，不独六淫为然。即气厥痰厥食痰蚘厥，不外乎此。盖卒中暴厥，皆真阳素亏，故脉皆宜小弱，不宜数盛。中恶腹满，则宜紧细微滑，不宜虚大急数。中百药毒，则宜浮大数疾，不宜微细虚涩。详中风中暑，一切暴中，俱有喘乏遗尿。如中风中寒则为肾气之绝，中暑中暍则为热伤气化，痰食等厥，又为气道壅遏所致。死生逆顺悬殊，可不辨而混治乎？凡内伤劳倦，气口虚大者为气虚，弦细或涩者为血虚。若躁疾坚搏，大汗出发热不止者死，以里虚不宜复见表气开泄也。内伤饮食，脉来滑盛有力者，为宿食停胃；涩伏模糊者，为寒冷伤脾，非温消不能克应。霍乱脉伏，为冷食停滞，胃气不行，不可便断为逆。搏大者逆，既吐且利，不宜复见实大也。霍乱止而脉代，为元气暴虚，不能接续，不可便断为逆。厥冷迟微者逆阳气本虚，加以暴脱，非温补不能救疗。噎膈呕吐，脉浮滑大便润者顺，痰气阻逆，胃气未艾也。弦数紧涩，涎如鸡清，大便燥结者逆，气血枯竭，痰火菀结也。腹胀关部浮大有力为顺，虚小无神者逆。水肿脉浮大软弱为顺，涩细虚小者逆，又沉细滑利者虽危可治，虚小散涩者不治。鼓胀滑实流利为顺，虚微短涩者逆。肿胀之脉，虽有浮沉之不同，总以软滑为顺，短涩为逆。咳嗽浮软和滑者易已，沉细数坚者难已。久嗽缓弱为顺，弦急实大者逆。劳嗽骨蒸，虚小缓弱为顺，坚大涩数者逆，弦细数疾者尤逆。上气喘咳，脉虚宁宁伏匿为顺，坚强搏指者逆，加泻尤甚。上气喘息低昂，脉浮滑，手足温为顺，脉短涩，四肢寒者逆。上气脉数者死，谓其形损故也。历陈上气喘咳诸例，皆以软弱缓滑为顺，涩数坚大者逆，盖缓滑为胃气尚存，坚涩则气告匮之脉也。肺痿脉虚数为顺，短涩者逆，数大实者亦不易治。肺痈初起，微数为顺，洪大者逆。已溃缓滑为顺，短涩者逆。气病而见短涩之脉，气血交败，安可望其生乎。吐血衄血下血芤而小弱为顺，弦急实大者逆。汗出若衄，沉滑细小为顺，实大坚疾者逆。吐血沉小为顺，坚强者逆。吐血而咳逆上气，芤软为顺，细数者逆，弦劲者亦为不治。阴血既亡，阳无所附，故脉来芤软。若细数则阴虚火炎，加以身热不得卧，不久必死。弦劲为胃气之竭，亦无生理。畜血脉弦大可攻为顺，沉涩者逆。从高顿仆，内有血积，腹胀满，脉坚强可攻为顺，小弱者逆。金疮出血太多，虚微细小为顺，数盛急实者逆。破伤发热头痛，浮大滑为顺，沉小涩者逆。肠澼下白沫，脉沉则生，脉浮则死。肠澼下脓血，沉小留连者生，数疾坚大身热者死。久利沉细和滑为顺，浮大弦急者逆。虽沉细小弱，按之无神者不治。肠澼下利，《内经》虽言脉浮身热者死，然初病而兼表邪，常有发热脉浮，可用建中而愈者，非利久虚阳发露，反见脉浮身热，口噤不食之比。泄泻脉微小为顺，急疾大数者逆。肠澼泄泻为肠胃受病，不当复见疾大数坚之脉也。小便淋闭，脉滑疾者易已，涩小者难已。消瘅脉实大病久可治，脉悬小坚病久不可治。消渴脉数大软滑为顺，细小浮短者逆。又沉小滑为顺，实大坚者逆。头痛目痛，卒视无所见者死，清阳失守，邪火僭逆於上也。其脉浮滑，为风痰上盛，可治；短涩为血虚火逆，不治。心腹痛，痛不得息，脉沉细迟小为顺，弦长坚实者逆。癥瘕脉沉实者可治，虚弱者死。疝瘕脉弦者生，虚疾者死。心腹积聚脉实强和滑为顺，虚弱沉涩者逆。癫疾脉搏大滑，久自已，小坚急，死不治。又癫疾脉虚滑为顺，涩小者逆。狂疾脉大实为顺，沉涩者逆。痿痹脉虚涩为顺，紧急者逆。䘌蚀阴肛，虚小为顺，坚急者逆。痈疽初起，脉微数缓滑为顺，沉涩坚劲者逆。未溃洪大为顺，虚涩者逆；溃后虚迟为顺，数实者逆。肠痈软滑微数为顺，沉细虚涩者逆。病疮脉强小急，腰脊强，瘛疭皆不可治。溃后被风多此。痉病脉浮弦为阳，沉紧为阴。若牢细坚劲，搏指者不治。妊娠脉宜和滑流利，忌虚涩不调。临月脉宜滑数离经，忌虚迟小弱，牢革尤非所宜。新产脉宜缓弱，忌弦紧。带下脉宜小弱，忌急疾。崩漏脉宜微弱，忌实大，乳子而病热，脉悬小，手足温则生，寒则死。凡崩漏胎产久病，脉以迟小缓滑为顺，急疾大数者逆。以上诸例，或采经论，或摭名言，咸以病脉相符为顺，病脉相反为逆。举此为例，余可类推。颖悟之士，自能闻一知十，无烦余之屑屑也。

异　　脉

异脉者，乖戾不和，索然无气，不与寻常诸脉相类。《内经·大奇论》贯列诸脉，摸[①]写最微，苟非逐一稽研，乌能心领神会。如心脉满大，痫瘛筋挛；肝脉小急，痫瘛筋挛二条见证皆同，而脉象迥异，受病各别，其同病异治等法，良有见乎此也。若肝脉惊暴，有所惊骇脉不至，若喑，皆惊气失常。所以肝脉驰骤，气平自已，毋治也。肾脉小急，肝脉小急，心脉小急，不鼓皆为瘕。言诸经之脉，皆有小急，但以按之不鼓者为瘕。若纵之鼓指，又为火伏之象，非瘕也。肾肝并沉为石水，并浮为风水，并虚为死，并小弦欲惊。并者，六位皆然，非见一二部也。水脉当沉，以风势鼓激则浮，浮则重按不乏，虚则拔之即空，以

① 摸：同“摹”。

水气内畜，不当并见虚脉，故死。并小弦欲惊者，以少阳生气，为阴邪所埋，故惕惕如惊，而实非惊也。肾脉大急沉，肝脉大急沉，皆为疝。心脉搏滑急为心疝，肺脉沉搏为肺疝，疝脉无弦急者。观下文三阳急为瘕，三阴急为疝，则疝瘕之阴阳辨治，可燎然矣。二阴急为痫厥，厥属肾，而痫属心包也。二阳急为惊，闻木音则惕然而惊也。脾脉外鼓沉为肠澼，久自已。肝脉小缓为肠澼易治，肾脉小搏沉为肠澼下血，血温身热者死。心肝澼亦下血，二藏同病者可治。其脉小沉涩为肠澼，其身热者死，热见七日死。肠澼之脉，总以缓小为易治，坚搏为难治。外鼓沉者，言虽浮大而根气不乏也。小搏沉者，阴邪内注而脉湿阴象，不当复见虚阳外扰也。心肝二藏，木火同气，故同病者易治。脾肾同病，为土崩水竭，故死不治。胃脉沉鼓涩，胃外鼓大。心脉小坚急，皆膈，偏枯，男子发左，女子发右，不喑舌转可治。三十日起。

其从者喑，三岁起。年不满二十者，三岁死。言胃脉重按则涩，浮取则大，阴血受伤，而阳气失守也。心脉小坚急，阴邪胜而上侮君主也。胃气既伤，血脉又病，故心下痞膈，而半体偏枯也。偏枯以男子发左，女子发右为逆。然虽逆而非不治也，如不喑舌转，非藏受病，见证虽逆，治亦易起。若喑不能言，肾气内亏，证虽不逆，治亦难痊。若年不满二十，气血方盛之时，而见偏废之疾，此根气之夭，不出三年必死也。脉至而搏，血衄身热者死。脉来悬钩浮为常脉。血衄身热，而脉来搏指，虚阳外脱，阴血内亡，安得不死。脉来悬钩浮，言浮而中空之状，隐然言外，脉至如喘，名暴厥。暴厥者，不知与人言，言暴逆气浮，故脉喘喘乏力，肾气不能下守可知。脉至如数，使人暴惊，三四日自已。言暴惊气乱，故脉至如数，而实未常数，故不须治。脉至浮合，浮合如数，言一息十至以上，如浮波之合，后至凌前，虚疾而动无常候，是经气予不足也。脉至如火薪然，言浮数而散，瞥瞥如羹上肥，是心精之予夺也。脉至如散叶，言飘忽无根，是肝气予虚也。脉至如省客，省客者，言如省问之客。乍见欲言而迟疑不吐，故以脉塞而鼓四字体贴之，是肾气予不足也。脉至如丸泥，言指下动滑如循薏苡子，是胃精予不足也。脉至如横格，言坚强如横木之拒于指下，是胆气予不足也。脉至如弦缕，言弦急而强，如转索之状，是胞精予不足也。脉至如交漆，交漆者，左右傍至也。言指下艰涩不前，重按则不由正道而出，或前大后细，与绵绵如泻漆之绝互发。脉至如涌泉，言寸口洪盛，如泉出穴之涌，而按之散漫，浮鼓肌中，太阳气予不足也。脉至如颓土之状，言涩大模糊，如雨中颓土，按之不得，是肌气予不足也。脉至如悬雍，悬雍者，浮揣切之益大，重按即无，故以腭间下垂之肉喻之，是十二俞之予不足也。脉至如偃刀，偃刀者，浮之小急，按之坚大急，五藏菀熟，寒热独并于肾也，脉至如丸，滑不直手，按之不可得，是大肠予不足也。脉至如华者，言如花之虚浮，令人善恐，不欲坐卧，行立常听，是小肠气予不足也。如上诸脉，古圣目之大奇，洵非寻常可拟。余尝反覆互参，始得其旨。前九条咸以脉证异同，究其病之所属。如脾脉外鼓沉，及胃脉沉鼓涩，胃外鼓大之脉，皆彷佛而为病迥殊。后十四条又以指下乖异，辨诸经之气予不足，而悉予之短期。近世但知弹石解索雀啄屋漏鱼翔虾游，谓之六绝。若浮合等脉，真藏七诊，茫然不知何义，而漫治取谤者有之，多有病本滨[1]危，药之不应，而显绝脉绝证。如病人身热脉大，服药后忽然微细欲绝，厥冷下利，呃逆不止者死，脉转躁疾亦死。病人厥逆下利，脉微欲绝，服药后脉暴出者死，与厥逆下利，本不能食，今骤能食，为除中者死同义。又脉来忽沉忽浮，乍疏乍数，来去无

① 滨：通“濒”，迫近。

次，皆不可治。经谓不大不小，病犹可治。其有大小者，为难治也。真藏者，独弦独钩独毛独石独代，而指下坚强，绝无和缓之象，藏气病气打成一片，故曰真藏。见之必死。七诊者，独小独大独疾独迟，诸部皆然，非一部两部见病脉也。独热者，尺炬然热。独寒者，尺肤寒是也。独陷下者，诸部皆陷伏不应也。真藏悉为死候，七诊犹为病脉。其所重全在胃气。胃主肌肉，故言形肉已脱，九候虽调犹死。七诊虽见，九候皆纵者不死。胃为五藏之本也。若有七诊之病，其脉候亦败者死矣。前篇汇次逆顺，此篇专辑异脉。欲人贯彻其旨，庶无轻诺许治之失。

妇　　人

问妇人脉法与男子何异？答曰：女子二七天癸通，月事以时下，故其所重全在冲任。冲任为精血之海，其脉常随肝肾而行，故以左尺为命门。《阴阳应象论》云：阴阳者，血气之男女也。左右者，阴阳之道路也。盖天道左旋而主阳气，地道右转而主阴血。阴常从阳为阳之守，故左尺反有命门之号。然阴禀多暴，脉多随气，上章阴性多郁，脉亦随气内惵。古人虽有女子右脉常盛及女脉在关下之说，要非定论。其病惟经候胎产。异于男子，他无所殊也。若肾脉微涩，或左手关后尺内脉浮，或肝脉沉而急，或尺脉滑而断绝不匀，皆经闭不调之候。如体弱之妇，脉常微弱，但尺内按之不绝，便是有子。月断呕逆不食，六脉不病亦为有子。所以然者，体弱而脉难显也。《脉经》曰：妇人脉三部浮沉正等，按之不绝，无他病而不月者，妊子也。尺数而旺者亦然。经曰：何以知怀子之且生，身有病而无邪脉也。又云：阴搏阳别谓之有子。言尺内阴脉搏指，与寸口阳脉迥别，其中有阳象也，阴阳相彀鹁[①]，故能有子。阴虚阳搏谓之崩，言尺内虚大弦数，皆内崩而血下。若消瘦喘息，月事不来者，二阳之病发心脾也。妇人不月，脉来滑疾，重手按之，散者，胎已三月也。和滑而代者，此二月余之胎息也。重手按之滑疾而不散者，五月也。妊娠四月欲知男女法，古人悉以左尺滑大为男，右尺滑大为女，两尺俱滑大为双胎。然往往有左寸动滑为男者，以经行血泻，阴常不满，故尺常不足。不可执于尺内滑大，方为胎脉之例。经云：妇人手少阴脉动甚者，妊子也。寸为阳位，故见动滑，则为血充而显阳象，左叶熊罴，右应鸾凰之

① 彀鹁：kòubó（扣勃），或 gòubó（够勃），鸟名。此处引申为“相合”之义。

兆，可预卜而无疑也。凡妇人经水三月不来，诊其脉两寸浮大，两关滑利，两尺滑实而带数，此胎脉也。若有形而不动，或当脐下翕翕微动，如抱瓮之状，按之冰冷，又两尺乍大乍小，乍有乍无，或浮或沉，或动或止，早暮不同者，乃鬼胎也。须连视二三日乃见。宜补气活血，温养脾胃，则水行经自通矣。若脉来疾如风雨乱点，忽然而去，久之复来如初者，是夜义胎也。亦有左关之脉，指下见两岐，而产夜义者。总与平常之脉不类也。妊娠脉弱，防其胎堕，以气血无养也，急宜补养。若弦急亦堕，是火盛也。孕妇脉沉细弦急，憎寒壮热，唇口俱青黑，是胎气损也。当问胎动否，若不动，反觉上抢心闷绝，按之冰冷者，当作死胎治之。妇人经断有躯，其脉弦者，后必大下，不成胎也。然有因病脉弦，又当保胎为务，气旺则弦自退矣。妇人尺脉微迟为居经，月事三月一下，血气不足故也。妇人尺脉微弱而涩，少腹恶寒,年少得之为无子,年大得之为绝孕。若因病而脉涩者,孕多难保。凡妊娠外感风邪,脉宜缓滑流利,最忌虚涩躁急。虚涩则不固,躁急则热盛伤胎,多难治也。胎前下利,脉宜滑小,不宜洪数。洪数则防其胎堕,堕后七日多凶。治疗之法,攻积必死,兜涩亦死。急宜伏龙肝汤,煎温养脾胃药,多有生者。凡妊娠之脉,宜实大有力,忌沉细弦急虚涩。半产漏下宜细小流连,忌急实断绝不匀。临产宜滑数离经,忌虚迟弦细短涩。产后宜沉小微弱,忌急实洪数不调。新产伤阴出血不止,尺脉不能上关者死。新产中风热病,脉宜浮弱和缓,忌小急悬绝。崩漏不止,脉宜细小芤迟,忌虚涩数实。凡诊妇人室女伤寒热病,须问经事若何,产后须问恶露多少,及少腹中有无结块,此大法也。

婴　　儿

问婴儿三岁以下，看虎口三关纹色，其义云何？答曰：婴儿气血未盛，经脉未充，无以辨其脉象。故以食指络脉形色之彰于外者察之。其络即三部之所发，其色以紫为内热，红为伤寒，青为惊恐，白为疳积，惟黄色隐隐或淡红隐隐为常候。至见黑色危矣。若虎口三关多乱纹为内钓，腹痛气不和，脉乱身热不食，食即吐而上唇有珠状者，为变蒸也。其间纹色，在风关为轻，气关为重，命关尤重也。此言次指上三关，近虎口一节为风关，中节为气关，爪甲上节为命关。然纹直而细者为虚寒少气，多难愈。粗而色显者为邪干正气，多易治。纹中有断续如流珠形者，为有宿食。其纹自外向里者为风寒，自内向外者为食积也。岐伯曰：阴络之色应其经，阳络之色变无常，随四时而行也。寒多则凝泣，凝泣则青黑。热多则淖泽，淖泽则黄赤，此皆常也。至三岁以上，乃以一指按三关，此言寸关尺三部也。其脉常以六至为则，添则为热，减则为寒。浮弦为乳痫，弦紧为风痫，虚涩为慢惊，沉弦为腹痛，弦实为气不和，牢实为便秘，沉细为冷乳不消，沉滑为宿食不化。或小或涩或沉或细皆为宿食停滞。浮大为伤风，伏结为物聚，弦细为疳劳，沉数为骨蒸有热也。婴儿病赤瓣飧泄，小手足寒难已；脉小手足温，泄，易已。小儿见其腮赤目赤，呵欠顿闷，乍凉乍热，或四末独冷，鼓栗恶寒，面赤气涌，涕泪交至，及耳生有红丝纹缕，脉来数盛者，皆是痘疹之候。汤药之所当忌者最多，慎勿漫投以贻其咎也。

声　明

由于年代久远，在本书的重印过程中，部分点校及审读者未能及时联系到，在此深表歉意。敬请本书的相关点校及审读者在看到本声明后，及时与我社取得联系，我们将按照国家有关规定支付稿酬。

天津科学技术出版社